ATITUDE **TRANSFORMADORA**

RAFAEL CORTEZ

ATITUDE TRANSFORMADORA

Benvirá

Copyright © Rafael Cortez, 2024
Copyright © Saraiva Educação, 2024

Direção executiva Flávia Alves Bravin
Direção editorial Ana Paula Santos Matos
Gerência editorial e de produção Fernando Penteado
Gerenciamento de catálogo Isabela Ferreira de Sá Borrelli
Edição Julia Braga
Design e produção Jeferson Costa da Silva (coord.)
                                    Alanne Maria
Preparação Mel Ribeiro
Revisão Queni Winters e Alanne Maria
Diagramação Adriana Aguiar
Capa Gabriel Seeds
Foto de capa Gustavo Ferri
Composição de capa Tiago Dela Rosa

Dados Internacionais de Catalogação na Publicação (CIP)
Elaborado por Vagner Rodolfo da Silva – CRB-8/9410

C828a   Cortez, Rafael
            Atitude Transformadora: como assumir o protagonismo da própria vida / Rafael Cortez. – 1 ed. – São Paulo: Benvirá, 2024.

            176 p.

            ISBN: 978-65-5810-424-7

            1. Administração. 2. Negócios. 3. Autodesenvolvimento. 4. Motivacional. 5. Carreira. I. Título.

	CDD 658.4012
2024-827	CDU 65.011.4

Índices para catálogo sistemático:
1. Administração: negócios   658.4012
2. Administração: negócios   65.011.4

1ª edição, junho de 2024

Nenhuma parte desta publicação poderá ser reproduzida por qualquer meio ou forma sem a prévia autorização da Saraiva Educação. A violação dos direitos autorais é crime estabelecido na Lei n. 9.610/98 e punido pelo art. 184 do Código Penal.

Todos os direitos reservados à Benvirá, um selo editorial da Saraiva Educação, integrante do GEN | Grupo Editorial Nacional.

Travessa do Ouvidor, 11 – Térreo e 6º andar
Rio de Janeiro – RJ – 20040-040

Atendimento ao cliente:
http://www.editoradodireito.com.br/contato

Dedicatória

Dedico este livro de carreira a muitos chefes e parceiros de trabalho: são vários, e eles me ensinaram coisas valiosas que trago até hoje em minha vida profissional.

Em especial, quero destacar uma pessoa: a produtora cultural Neusa Andrade. Ela foi minha chefe no Centro de Artes Cênicas do Teatro Tuca, da Pontifícia Universidade Católica de São Paulo (PUC), em 1996. Foi diretora do departamento, quando eu, um jovem assistente, tinha apenas 19 anos. No entanto, a Neusa nunca me tratou como um moleque e jamais se acomodou com as minhas limitações naturais; ela me cobrava como gente grande, como colega de jornada no impossível trabalho de saber tanto quanto ela!

Passei um ano trabalhando ao seu lado em uma sala onde "não dá" era uma expressão proibida. Tinha que tentar, de todas as maneiras, conseguir cumprir as tarefas que a Neusa me passava. Se a gráfica para os programas de teatro cobrava caro, por exemplo, que eu achasse uma a não cobrar nada! Se o diretor de uma peça queria um cenário com x e y especificações, que eu tentasse de tudo até conseguir! O pessoal da padaria disse "não" para o catering dos alunos a preço de banana? Vai lá de novo e resolva! E por aí vai...

Obviamente eu tinha muita dificuldade e, por vezes, sofri – e não foi pouco. No entanto, ela não cedia às minhas alegações de "não consigo", ou às chantagens emocionais típicas de alguém tão jovem.

Lembro-me de uma vez em que cheguei no meu limite. Disse que não rolava mais, que ela era carrasca, que eu não ganhava para fazer tanta coisa e não tinha todo aquele know-how que ela imaginava, pois era jovem demais, e que estava ali para pedir a minha demissão! Até chorei, e ela simplesmente disse que depois trataríamos daquilo.

Naquela mesma noite, a campainha da minha casa tocou por volta das 23h. Eu morava com meus pais e era o único a estar acordado. Atendi e... Para a minha total surpresa, era a Neusa! Ela entrou e disse que queria falar com a minha mãe. Mas como assim com a minha mãe? Sua resposta me deixou em choque: "Ora, se você é um menino com tantas limitações assim e está sofrendo tanto, eu acho que é com a sua mãe que preciso conversar. É assim que a gente faz com as crianças, não é?".

Eu praticamente supliquei para ela partir, mas a Neusa já estava confortavelmente acomodada no sofá. Só após muita insistência ela foi embora sem acordarmos minha mãe. Detalhe: antes de sair porta afora, ainda mandou o clássico "Amanhã no mesmo horário, ok?". Logicamente, eu voltei ao trabalho, e não precisamos dizer mais nada.

O modo firme daquela vibrante produtora, bem como sua enorme dificuldade em receber negativas, era o que estava por trás do mais simples: ela acreditava piamente em mim, mesmo sem que eu mesmo tivesse a mesma crença.

Trabalhei com a Neusa em outros lugares depois. O tempo que passamos juntos foi uma aula e tanto! Das melhores que já tive na vida, ainda que às custas de tanto sofrimento juvenil. Com ela, eu aprendi que os limites existem para serem superados e que a gente sempre pode – e consegue – mais se trabalhar com esmero, usando as táticas certas. Obrigado demais, Neusa!

Como acontece em todos meus projetos autorais, também dedico esta obra à memória de Helena Caiuby, minha saudosa e sempre amada avó materna.

Por fim, dedico esse livro sobre atitude transformadora às duas mulheres da minha vida: Marcella Calhado, minha companheira de todas as horas e meu amor de todo o sempre, e nossa filhinha, Nara.

Nara, de todas as atitudes que eu tive, ter você foi a melhor! Obrigado por ser a luz da minha vida e por preenchê-la com tanto amor. Te amo, te amo e te amo! Beijo do papai!

Agradecimentos

Gustavo Annecchini por ser meu empresário e amigo. E Oroboro e equipe pelo agenciamento, trabalhos e projetos.

Ítalo Gusso, por ter sido meu empresário por sete anos. E Nume Produções e Juarez, pela jornada e por darem a primeira "provocada" para que eu criasse a palestra sobre Atitude Transformadora e, a partir dela, o livro!

Flávio Silva por ser o produtor e parceiro de sonhos do nosso talk show com estudantes. Além dele, nossa equipe nos conteúdos que fizemos sobre Atitude Transformadora para YouTube e redes sociais: Karine, David, Eli e Tainá. Nicholas Curió pelo suporte de ideias para o projeto.

Victor Curió por ser o amigão que produz meus shows de humor Brasil afora e pelo tanto que também ajuda com a palestra e o livro.

Chris Lopes e Marcelo Cabral por ajudarem com material de arte da palestra e especialmente por devolverem meu tesão pelo stand-up comedy com meus solos no Comedy Sampa Club.

Bibiana Berg, do Santander: obrigado por ter feito a ponte com o Sérgio Rial (sem palavras, Rial!) para o prefácio deste livro e por tantas oportunidades de trabalho e parcerias!

Felipe Donato, da Voomp: me aproximar da Cogna Educação foi demais! E que venham novos voos!

Toda equipe Benvirá: Fernando Penteado, Isabela Borrelli, Mel Ribeiro e equipe... Este livro é nosso! Muito obrigado!

Patty Gattone e equipe, que tão bem fazem minha Assessoria de Imprensa: sem mídia, o que seria de nós? E obrigado também, Cris Santos, pela força neste e em tantos outros projetos!

M Agency, Lucas, Léo e todo o time: valeu pelo trabalho com meu Instagram!

Obrigado por tantos vídeos bons para minhas redes, Fernanda Bergamo!

Evê Sobral, por ter aberto portas lá atrás e por fazer de seu Centro Cultural Santa Catarina e Ases Produções celeiros de novos talentos com liberdade para criar e propor ideias!

Há toda uma lista de pessoas incríveis do mundo das Palestras – ou ligadas ao tema – que fizeram (e ainda fazem) toda a diferença na minha estrada até aqui – e isso certamente só somou ao livro! São elas:

Vânia Ferrari e Anna Nogueira, minhas madrinhas... As que me deram a primeira oportunidade de apresentar tal conteúdo em seu estande no Conarh 2022!

André Buric, do Brain Power, pelas primeiras ótimas dicas de ajustes dos meus temas.

Davi Braga, jovem empreendedor e autor de best-sellers, por papos e indicações de editora.

Maryana com Y, sempre: minha grande amiga e mentora de palestras e eventos! E, com igual carinho e amor, Branca Barão: parceirona que eu adoro! É uma honra ter trabalhos e aprendizados constantes com você e nossa Mentoria. E, de brinde, veio o Ricardo Chaves!

Izabella Camargo e Thiago Godoy, agradeço por tantos papos divertidos e ricas trocas de ideias!

Tomás Duarte, da Track.Co por seu evento CX Summit, e Patty Martins por ser uma diretora tão boa. Graças a eles e à querida amiga Bela Dolabela, fiz minha primeira grande palestra de Atitude Transformadora, a que serviu de case para todo o projeto!

Débora Viana, gerente executiva do SESI, e todo Sistema S, por grandes oportunidades de trabalho.

Dennis Penna, da Polo Palestrantes: suas dicas de melhorias, bem como todas as oportunidades de trabalho vindas com a Polo, só somam e me realizam.

Fernanda Quadros, diretora de diversidade da ABRH/SC: grato pelo palco e pelas oportunidades que mudaram minha história no meio das palestras!

Aliás, todo o ABRH – de Floripa, Belém, Salvador, Recife, Sergipe, do Brasil todo... Gratidão por tantas palestras incríveis!

Valeu amigos do Conarh! Especialmente o querido Cézar Almeida.

O mesmo vale para o RD Summit, com destaque para a Mariana Censi e o amigo Abdalla: estar em um de seus palcos foi uma experiência e tanto!

Gramado Summit e toda a equipe, especialmente Marcus Rossi: parabéns por esse evento tão legal e obrigado pelas oportunidades de estarmos juntos!

Ao Deiverson Migliatti, do Sterna Café, muita gratidão por dicas e oportunidades de trabalho.

Também agradeço a Jéssica Martins, minha mentora e conselheira em tantas ocasiões, e Andrea Greco, uma amiga fera em LinkedIn!

Aos grandes Geraldo Rufino e Mario Sérgio Cortella: muita gratidão pelos papos sobre palestras e por tantas dicas preciosas!

À toda galera da Gupy, dos sócios à Camila Khoury, passando por toda equipe: que linda nossa parceria! Valeu!

Luiz Hota, Roberto Shinyashiki e todo o pessoal do Power Now e da Tribo: contem comigo sempre! E obrigado, viu?

Luana e equipe da Casa de Palestras, obrigado por muitos voos a realizarmos juntos.

Felipe Papaterra, Priscila Bernal, Olívia, Thais, Daniel e equipe do Conté Studio: valeu pelas artes das minhas apresentações da palestra em empresas.

Voltando à vida pessoal: Lena, Vera, Vanilda, Dinha, Kátia, Bentinho, Neide e Mirele por ajudarem minha casa, meu sítio e minha família a continuarem em ordem. E obrigado, Cris Vallias, por garantir que minha cuca fique sempre no lugar.

Aos amigos da comédia, meu reconhecimento pelos papos, ideias e conselhos mútuos: Marcelo Marrom, Oscar Filho, Monica Iozzi, Raquel Real, Murilo Gun e Davi Lopes.

Ao amigo que é quase um irmão de sangue, Beto de Faria, toda minha gratidão por quase trinta anos de ótimos papos!

Cássia Janeiro, este é mais um livro que não existiria sem você. Sou feliz por poder contar contigo como minha revisora, guia literária, colega de escrita, mentora e amiga. Te amo.

Por fim, meus pais: obrigado por alimentar minha criatividade na infância e por abraçarem meus primeiros empreendedorismos! E meus irmãos Victor, Léo (que presente foi seu texto introdutório!) e Thais: vocês são os melhores irmãos que eu poderia ter! Obrigado!

Sumário

Prefácio XV

Apresentação..XIX

Introdução..XXI

1 | Pra começo de conversa, quem é o Rafa? 1

2 | Por que falar sobre atitude transformadora? 5

3 | Mas, antes, posso fazer uma contextualização necessária? 9

4 | Como a atitude transformadora pode fazer a diferença em uma carreira? 15

5 | Histórias de sucesso só acontecem com celebridades?............ 25

6 | Em quais fases da carreira as atitudes transformadoras fazem mais diferença? 27

7 | Qual a melhor atitude transformadora no início de carreira, Rafa? 29

8 | Quando parece que está tudo bem... será que está mesmo?... 37

9 | Qual foi o "empurrãozinho" que deslanchou sua carreira, Rafa? 51

10 | A carreira se consolidou, mas a crise bateu. O que fazer?...... 59

11 | Deu tudo errado... e agora? 73

12 | E como você superou esse fracasso, Rafa? 79

13 | E se o empreendedorismo parar de ser só uma opção e passar a ser a regra no mercado? 91

14 | O negócio é empreender. Mas como? 99

Cuidados ao empreender 101

15 | Existem macetes para estimular a atitude? 109

Inquietação 110

Olhar fora da caixa 110

Trabalho em equipe e com as lideranças 111

Planejamento e qualidade 113

Preparo 114

Segurança 114

Energia 115

Como ter autoconfiança 116

16 | Qual deve ser a atitude transformadora de um líder? 121

17 | Qual a atitude transformadora de quem vende numa empresa? 127

Como se comunicar melhor 130

18 | Qual a atitude transformadora a ser tomada pela "nave mãe" dos negócios, ou seja... pela empresa? 137

19 | Vamos para os clássicos lembretes importantes que encerram um livro de carreira? 143

20 | Chegamos ao último capítulo. É isso mesmo? Acabou? 147

Prefácio

Conheci o Rafael nas suas interações com o Santander Brasil. Sempre apreciei seu interesse por cada evento, mas agora, com o livro, consigo entender que o seu olhar ia mais além.

Além dos componentes óbvios de monitoramento, orçamento, reuniões periódicas, planos estratégicos, avaliação de desempenho e todo o ferramental que conhecemos, a arte de gestão carece, no final, da alavanca mais importante: quem é essa pessoa chamada colaboradora, funcionária, sócia?

Desde cedo errando muito, me dou conta mais tarde de que as pessoas não são lógicas e, sim, psicológicas. Assim, o racional explica parte, mas nada que se aproxime da realidade do entorno do negócio. É por isso que alguns gestores perdem muito tempo não se dando conta da real situação, do problema ou da oportunidade.

Mas por que isso acontece? Primeiro, existe um mito de que temos que ser "profissionais", ou seja, o que vier a acontecer deve ser tratado com um olhar clínico; a emoção se restringe à planilha. Aí reside um grande erro de gestão. Para algo ser importante, tem que ser pessoal. Portanto, desafios devem ser importantes para que cada colaborador se interesse genuinamente pelo projeto. Não há gestão só com o cérebro. As empresas devem construir uma cultura em que o cérebro sente, sim, e o coração também pensa.

Dentro dessa linha, é muito importante que o líder se assegure de que está lidando com um ser humano na sua totalidade e não com uma "persona". Muitas pessoas chegam no trabalho todos os dias se comportando com base numa projeção que fazem sobre como deveriam se comportar. Porém, autenticidade gera valor, e a ausência dela é teatro na sua forma mais grosseira; todos são plateia e não existem atores. Um dos grandes objetivos, portanto, é criar um ambiente no qual as pessoas possam ser quem verdadeiramente são. Vai muito além de uma agenda de diversidade; trata-se de inclusão na sua forma mais abrangente.

Carreiras profissionais são como histórias. Nem sempre têm final feliz, mas possuem enredo e propósito. As perguntas clássicas que faço ao entrevistar um candidato são: qual é a sua história? De onde você vem e para onde vai? A grande maioria me olha de forma perplexa e se, por um lado, não sabem de bate-pronto o que dizer, o ato de começar a pensar sobre a pergunta gera uma energia palpável e contagiante no olhar do candidato. Aquilo que nos diz respeito é sempre o mais importante. E, quando encontramos essa confluência entre o indivíduo e a empresa, a magia de uma cultura diferenciada acontece. O adubo de qualquer cultura está no fomento de um ambiente no qual somos capazes de extrair o melhor de cada um.

Contudo, nada disso ocorre só com sorrisos e reconhecimento; é preciso semear coragem. Por sermos psicológicos, qualquer ameaça é desconcertante, ainda mais se nos diz respeito. Existem aqueles que preferem esperar antes de falar (acham melhor ler o ambiente e gerar relações duradouras com aqueles que parecem estar em ascensão), num compêndio maquiavélico que não se sustenta. Mas ninguém é capaz de enganar o outro por muito tempo. Portanto, a cultura precisa estar enraizada na verdade. Para isso, é preciso construir um ambiente seguro e de confiança. A política palaciana nefasta ao negócio não floresce.

Ainda dentro da coragem, é fundamental falar dos temas difíceis, preferencialmente em grupo. A dinâmica do grupo, se bem conduzida, traz elementos vivos de feedback muito mais contundentes que as clássicas conversas individuais. Somos mamíferos, ou seja, crescemos em grupo – e não há crescimento sem alguma dor. Em uma reunião formal, o desconforto da discussão em grupo de temas difíceis é libertador. É o combustível que leva qualquer negócio a ter melhor desempenho. E o desempenho de uma empresa está diretamente relacionado a como nos sentimos dentro dela – e aqui não falo de felicidade, mas da verdade.

Ambientes reais geram valor. O conflito é inevitável, porque não somos iguais. A arte de conduzir essa orquestra está, entre outras coisas, na capacidade de entrega do maestro. Só se entrega aquele que cresce com o outro.

Falar de gestão é falar de gente – e não há nada mais energizante do que gente. Temos a vocação para crescer juntos e viver experiências profissionais que nos testam, provam nossa coragem e nosso comprometimento. Como somos contraditórios, não temos vergonha de errar e mudar de opinião, mas sem abrir mão do compromisso com o outro. Esse compromisso é um pacto desenhado na verdade e na construção de uma história, cujo fim deveria levar a sermos melhores pessoas.

No trabalho aprendemos mais sobre nós do que em casa. Se assim quisermos. A linha divisória trabalho versus lazer não existe se somos inteiros em ambos. Que este livro o ajude a ser um pouco mais inteiro, um pouco mais você.

SERGIO RIAL
Conselheiro em empresas nacionais e internacionais

Apresentação

Rafael Cortez é um artista múltiplo e maiúsculo.

Conhecido do grande público por seu trabalho na televisão, ao longo de mais de vinte anos de carreira, Cortez revelou seu talento também na literatura, música e atuação, sempre com imenso poder de comunicação com o seu público, cativado há muito tempo pela qualidade daquilo que ele entrega.

Existe, no entanto, algo que une tudo aquilo que recebemos de Rafael Cortez, além da sua assinatura impregnada de humor, inteligência, sensibilidade e crítica social: os projetos desse artista são, na maior parte das vezes, resultado de sua própria iniciativa empreendedora. Estamos diante de um realizador que não espera convites ou aguarda o melhor momento para o lançamento de uma música, de um novo livro ou de um novo projeto para televisão. Com imensa perspicácia e senso de oportunidade, ele mesmo cria condições para que todas as suas iniciativas se transformem em produtos conectados com a sociedade contemporânea.

Rafael é também um estudioso dos meios de comunicação, profundo conhecedor dos caminhos muitas vezes nebulosos da divulgação pessoal nos meios digitais e, fundamentalmente, um genial comunicador.

Agora, ele generosamente empresta seu conhecimento acumulado como empreendedor de si mesmo para falar, com notável talento na escrita, sobre aquilo que ele aplica incansavelmente na sua carreira e que resultou numa trajetória permeada de sucessos e reinvenções: a atitude transformadora. Um conceito simples, mas absolutamente revolucionário que fortalece o indivíduo diante da selvageria de um mundo competitivo e desenfreado onde a desistência e a acomodação se anunciam como alternativas que fatalmente conduzirão à amargura.

A atitude transformadora de Rafael Cortez pavimentou o caminho para que seus projetos pessoais se traduzissem em potente realidade. Mais do que isso, ele transformou e segue transformando para melhor todo o seu entorno.

Como irmão e melhor amigo, sigo admirado no testemunho de um artista e de um empreendedor verdadeiramente empenhado na melhoria da vida das pessoas.

A atitude transformadora se desdobra num livro que certamente irá inspirar você na busca do seu verdadeiro propósito pessoal.

Leonardo Cortez
Cineasta e dramaturgo

Introdução

Sou partidário da ideia de que a paixão é quem primeiro move um projeto, seja ele qual for. Você pode pensar que a necessidade vem antes, mas, até para realizar algo de que você precise muito, é preciso **acreditar** nisso, se enxergar capaz e com motivação para realizar. Em outras palavras, é preciso ter paixão. Para mim, é uma condição *sine qua non*.

Pois eu sou um apaixonado pela minha carreira! E muito!

Depois de ter escrito dois livros – um de humor (*Meu azar com as mulheres*, de 2015, pela Panda Books) e um de prosa e poesia (*Memórias de zarabatanas*, de 2018, pela Seoman) –, sendo evidente que o segundo superou muito o primeiro, fiquei "me coçando" para escrever o terceiro.

Meu irmão e melhor amigo, Leonardo Cortez, sempre me diz que nossa próxima obra superará a anterior. Artista e realizador de conteúdos como eu, quando escreve uma peça teatral seu compromisso é que tenha mais qualidade do que a antecessora. A produção sequencial, então, precisa ser arrebatadora!

Sempre damos feedbacks de nossas criações um ao outro, mas um livro é um documento seleto e especial. Eu adoro os dele – e ele diz gostar dos meus também. Diante de qualquer queixa que eu possa fazer a respeito do que publiquei, o Léo sempre me consola dizendo: "Você escreveu bem este para que o próximo fique ainda melhor!".

De fato, não só nos livros, mas em todos os projetos em que nos envolvemos, imaginamos uma progressão de qualidade, que acompanhe a nossa evolução em todos os aspectos da vida, e que, portanto, as felizes pessoas que nos leem saiam ganhando. É evidente que, às vezes, a possibilidade não se concretiza. Seja no meio das artes, seja no dos negócios, nem sempre a realização seguinte consegue superar a anterior, especialmente se ela já foi ótima; por mais frustrante que seja, quase sempre há uma equiparação. Não é o ideal, mas ainda é melhor do que o retrocesso de fazer algo ruim na sequência do bom. Isso sim é brabo, mas, enfim, nós não somos a Apple com os iPhones, que, aparentemente, só melhoram.

Para ser fiel à teoria da evolução da obra, no entanto, que por acaso coincide com minha visão evolutiva de carreira, eu precisava encontrar um assunto pelo qual me apaixonasse de verdade.

Quem me conhece de perto sabe que sou *workaholic* e adoro trabalhar. Fico deprimido quando me vejo fora de algum mercado no qual quero estar ou sem trabalho em alguma entressafra de carreira. Ainda que eu tenha trabalhado duro para ter algum patrimônio, a ideia de viver só desse tipo de renda me arrepia até o último fio de cabelo – entre implantados ou não (eu não escrevi isso) – do meu cocuruto! Eu sou daqueles que começou a trabalhar cedo e quer morrer fazendo isso!

Acho que muito do meu amor pelo trabalho reside na firme convicção de que ele tem de ser uma extensão prazerosa e muito divertida da vida. Neste sentido, gozo de um imenso privilégio, uma vez que sou comunicador e artista e sempre estou feliz na frente das telas ou em cima de um palco. Para mim, a ideia de trabalhar não combina com o estereótipo da gravata que enforca ou do ofício que é um fardo, aquele emprego que se atura apenas para esperar o final de semana.

Nem todo mundo consegue ter a sorte que tenho, mas sei de muita gente que devota uma energia diferente e agregadora aos "ossos do ofício" e consegue labutar com alegria até nos piores trabalhos! Acho que é o componente da paixão, de trazer o amor pelo que se faz à tona, que supera qualquer adversidade.

Uma vez que reiterei a mim mesmo o meu ótimo sentimento com a vida profissional, o tema do meu desejado – e talvez melhor – terceiro livro ficou claro: um livro de carreira!

Depois de definir o tema, a ideia do livro passou por um breve segundo processo: o da busca pela verdade. Creio na paixão como uma grande motivadora. Acredito piamente na tal "verdade do apaixonado" e no que um autor pode trazer de mais crível e verdadeiro para chegar, de fato, às pessoas.

Assim, do mesmo modo que um ator apaixonado pela atuação não conseguirá impor seu personagem a ninguém se não o interpretar com autenticidade (isso vale mais até do que a técnica), um escritor maluco por seu objeto de pesquisa e escrita não dará conta do recado escrevendo sem sinceridade a serviço da temática!

E na carreira é assim também: paixão e verdade andam juntas.

Dentre tantos aspectos de uma vida profissional, sobre qual eu escolheria me debruçar?

O critério que utilizei para definir meu tema foram minhas experiências, que são intransferíveis, mas podem inspirar as pessoas a trilharem os próprios caminhos. Assim como assumi o **protagonismo** da minha vida, qualquer pessoa pode fazer o mesmo.

Mas qual aspecto da minha carreira eu poderia trazer a quem lê para destrinchar, exemplificar e, por fim, servir de motivação e referência para mais gente? A **atitude transformadora** surgiu naturalmente como resposta.

Sobre isso, sim, posso falar sem me sentir um picareta. Tenho lugar de fala como um cara que segue usando a **atitude** para obter um espaço ao sol e me apropriar da minha própria história, ou seja, de novo, **assumir o protagonismo da minha vida**.

Desde criança, sou daqueles que têm iniciativa, que agem, ousam, vão atrás do que querem e acreditam. Muito precocemente, coloquei toda minha proatividade no meu jeito de trabalhar. Em muitas ocasiões, minhas atitudes deram resultados positivos e mudaram a minha vida para melhor – é o que eu chamo da **atitude transformadora**, que você tantas vezes lerá nas páginas a seguir!

Foi com uma atitude pessoal que consegui uma vaga no programa CQC e passei a ser uma pessoa pública. Conto isso no livro. É só um exemplo de como o **agir** resultou em uma transformação tão rica e benéfica.

A atitude transformadora também é o mote da palestra corporativa que realizo em empresas e eventos desde 2022. Foi muito oportuno dedicar toda a minha energia a escrever sobre isso, me debruçando completamente sobre um tema tão fascinante!

Dar vida ao livro foi empolgante, desafiador e extremamente prazeroso. As ideias e a redação saíram fluidas. A experiência da palestra ajudou muito, mas meu tesão em mergulhar de cabeça em tudo que eu queria dizer sobre atitude transformadora falou mais alto.

Muitos outros temas se abriram como consequência do principal. Acabei escrevendo também sobre um monte de coisas que eu tinha vontade. Espero que você goste das minhas opiniões sobre internet, etarismo, fracasso, geração Z e tantos outros assuntos. O importante é que eu só os trago à tona para que a sua compreensão e experiência na leitura sejam ainda mais completas!

Nos capítulos a seguir, você terá respostas para as vinte perguntas nos títulos de cada um deles. Elas se completam, logo, o ideal é que leia o livro do começo e não vá direto a pontos que possam lhe interessar mais. Sem a compreensão das partes anteriores, talvez o entendimento fique comprometido.

Escrever este livro foi a aplicação de tudo que defendo sobre atitude transformadora. Eu o fiz em um momento estratégico, em que uma entressafra de carreira foi motivadora para repensar o que quero da minha vida profissional para os próximos anos. O livro e a já existente palestra me auxiliaram a atingir o objetivo. Eu teria escrito tudo mais rápido, mas parei para brincar com a Nara umas mil vezes. Ela é um bebê de 8 meses, e eu não aguento aquelas bochechas!

Boa leitura!

1

Pra começo de conversa, quem é o Rafa?

Muito prazer, eu sou o Rafael Cortez, e estou desde 1994 envolvido com o meio artístico.

Comecei aos 17 anos, como último dos últimos assistentes de um produtor de moda muito conhecido, em um ensaio fotográfico para uma marca de biquínis. Esse produtor era o famoso Paulo Borges, criador do evento que acabou se tornando o SPFW.

Meu trabalho com ele foi terrível: eu era muito moleque e vivia distraído no set. Não foi legal.

Na sequência, engatei um monte de pequenos bicos como assistente de produção em peças teatrais, escolas e grupos cênicos. Também virei assessor de imprensa e mergulhei no staff do meio artístico. Mas tudo isso era ligado ao backstage, e eu era doido mesmo pra ser artista. Sim: eu sabia, desde criança, que seria um artista. Disso eu não tinha dúvidas!

Venho de uma família materna com pintores (meu bisavô, Abelardo Caiuby, e meu tio, Guilherme de Faria) e uma atriz (minha tia, Isadora de Faria). Do lado paterno, meu primo de segundo grau, o Raul Cortez, é um ator que dispensa apresentações, não? A tudo isso, somou-se o fato de meu irmão um pouco mais velho, o Léo Cortez, meu melhor amigo e muitas vezes mentor, se descobrir ator muito cedo, aos 13 anos!!

Com todas essas informações em casa desde cedo, a confusão de "Que tipo de artista você quer ser, Rafael?" ficou um tempão presente na minha vida. Aliás, até hoje é um pouco assim: não é à toa que, nas artes, me vejo agora envolvido com música, comédia e atuação!

Por mais que eu não soubesse que tipo de artista eu seria, sempre tive clareza de que as Artes eram o meu meio. E havia outra premissa: a de que eu era também um sujeito de comunicação.

Portanto, eu era – e sou – alguém de comunicação e artes!

Eu me formei em Jornalismo pela PUC-SP. Comecei o curso tarde, porque antes eu havia me aventurado em de Rádio e TV, pela Fundação Armando Álvares Penteado (FAAP) e, alguns anos depois, em Filosofia, também pela PUC. Entre uma experiência universitária e outra, trabalhei com tudo o que pintava do meio artístico, mas sempre nos bastidores. A oportunidade de estar em cima de um palco ou na frente das telas parecia nunca chegar!

Ao longo do livro vou contar um pouco como foi esse período e quando foi que o jogo virou a meu favor e eu consegui passar para o outro lado. Dois spoilers: 1) teve atitude transformadora em tudo; 2) já adianto que foi com o CQC, da Band, que a grande mudança se deu!

Do CQC pra cá, criei shows de comédia stand-up, com os quais viajo por todo o Brasil e parte do exterior, desde 2009. Apresentei programas e fiz participações em produções da Record, Globo, SBT, Comedy Central, Disney Plus, Multishow e TV Cultura. Já tive podcast e canal divertido no YouTube, o Love Treta, e gerencio minhas redes sociais.

Desenvolvi um trabalho sólido com empresas, agências e marcas, que até hoje me contratam para importantes eventos corporativos – como mestre de cerimônias, palestrante e comediante.

Entre 2005 e 2023, lancei sete trabalhos como músico (dois de Música Popular Brasileira cover, dois de MPB autorais, um de pop-rock e dois de violão clássico). Gravei seis audiolivros, cinco de clássicos da literatura brasileira e um de um livro autoral. Por falar em livros, como disse, já escrevi dois: este é o terceiro. Criei meu próprio programa

UM POUCO DE INTUIÇÃO, OUSADIA, AÇÃO, PENSAMENTO "FORA DA CAIXA", PLANEJAMENTO, EMPREENDEDORISMO E PAIXÃO PODE AJUDAR NA SUA CARREIRA.

de TV e sigo lutando com ele por um lugar ao sol. Fora tudo com que continuo me envolvendo nos meios que me interessam e o que ainda quero fazer!

Em resumo: eu sou um <u>realizador de conteúdos</u> no meio da Comunicação e das Artes.

Eu não sou um *case* de sucesso, tampouco de popularidade. Não é por isso que você deve ler esse livro. Sugiro que você leia pensando em alguém que arregaça as mangas e tira as ideias do papel. Aí, sim; esse sou eu. Com ou sem mídia, você não pode negar que eu esteja sempre trabalhando.

Indico que você passeie comigo pelo meu texto pensando que minha maior contribuição com toda minha jornada profissional até agora é a de mostrar como um pouco de intuição, ousadia, ação, pensamento "fora da caixa", planejamento, empreendedorismo e **paixão** pode ajudar na sua carreira, do mesmo modo que tudo isso ajudou – e segue ajudando – na minha!

2

Por que falar sobre atitude transformadora?

Para mim, o conceito de **atitude** vale uma reflexão especial. Pense comigo: no que diz respeito à sua vida e às suas ambições profissionais, seja você quem for, atitude tem tudo a ver com crescimento e solidificação.

Todos desejamos crescer nos negócios e fazer o melhor para as nossas carreiras e/ou empresas. Todos precisamos nos destacar para quem nos contrata. Todos queremos – e merecemos! – o que há de melhor em nossas vidas no trabalho. E, quando colhemos o que plantamos de mais especial em nosso ofício, nossos empregadores e empresas contratantes "se dão bem" junto conosco. É o que geralmente acontece quando lidamos com ética e jogamos limpo, não é?

Se você optou por ler este livro, pensa como eu. Tudo indica que você tem o que popularmente chamamos de "sangue nos olhos!" (do contrário pode ser apenas uma pessoa curiosa, o que eu muito duvido). Mas nem tudo vale para crescer nos negócios e deslanchar uma carreira.

No afã de "bater meta", de entregar resultados, de ficar em evidência numa empresa e perante os chefes, acredite: há quem faça o diabo! Há quem passe rasteira, puxe o tapete, jogue baixo, sacaneie, roube e o escambau!

Obviamente, nada disso se aplica a você. Não se aplica a nós. Quero acreditar, e o faço de coração, que estamos falando de igual para igual num mesmo propósito, o de crescer com ética e de modo idôneo. Por isso, procuramos trabalhar com times, chefes, marcas e empresas que pensam e agem como nós. E é aqui que entra a **atitude**.

Ela é uma "arma limpa" para crescer na vida profissional e nasce de muito trabalho e planejamento! É algo que toda e qualquer pessoa pode e deve desenvolver, seja lá qual for a área de atuação, mercado, business etc. Portanto, vale para todos os profissionais – desde os que estão na base até os na liderança. O mesmo serve para estruturas, atuação e modus operandi de empresas.

A **atitude** passa a ser **transformadora** quando atinge um objetivo direto de **melhoria**. Melhor ainda será se ela impactar também todas as partes envolvidas – não só quem teve a atitude, como também times, chefes, empregadores.

Eu defendo a atitude transformadora não só a favor de nossas carreiras e apostas profissionais, mas também a serviço de quem nos contrata. Se podemos agir, ousar e empreender, que possamos otimizar tais potenciais com quem nos valoriza e reconhece. Mas, claro, as empresas têm que fazer sua parte e dar o devido estímulo e valor aos seus talentos, que querem e podem mais – ou elas os perderão. Nesta obra, procuro também ajudar os empresários a estarem em dia com esse compromisso e acompanhar o movimento de proatividade de seus funcionários a seu favor.

Aqui, tratarei de contar um pouco como, de fato, atitudes transformadoras podem virar o jogo numa carreira. Também vou dividir com você alguns macetes e técnicas para ajudar essas atitudes a nascer.

6   Atitude Transformadora

Se ainda não acredita no que estou escrevendo, talvez você precise de provas ligadas a *cases* de sucesso. Aliás, o mercado corporativo sempre pede isso, não é mesmo? Mais: isso é muito do brasileiro! A gente adora exemplos de sucesso! Se o tal *case* for de alguma pessoa famosa, melhor ainda! Afinal, quem é o Cortez na fila do pão?

Seu pedido é uma ordem. Se você precisa acreditar em mim com base em figuras públicas, o Capítulo 4 trará três delas para você.

3

Mas, antes, posso fazer uma contextualização necessária?

Faço eventos no mercado corporativo desde 2005, seguramente. Depois que me tornei uma pessoa pública, a intensidade aumentou, é claro. Mas o elemento comum sempre foi o tipo de *job* apresentado: sou chamado para ser mestre de cerimônias, ou seja, o apresentador.

Tenho bastante prazer em trabalhar com agências, marcas e empresas, e me dedico bastante a cada contrato e oportunidade. De fato, o ambiente dos eventos corporativos sempre me agradou. Talvez seja porque eu nunca tenha feito carreira interna em empresas, daquela que permite criar um ciclo de colegas, rotinas de escritório, happy hours e piadas internas, ou seja, aquelas coisas típicas de quem é de um mesmo time, de uma mesma "família" corporativa!

Meu prazer em "fazer parte" dessas empresas, ao menos por algumas horas do meu contrato, sempre chamou a atenção dos meus contratantes. Em geral, os feedbacks sobre a minha entrega, o meu tesão e a minha energia são muito bons. Isso resulta em cada vez mais *jobs* e, melhor ainda, em instituições, grupos, agências e eventos cada vez melhores!

Ao longo dos últimos anos, me orgulho cada vez mais de seguir envolvido nos melhores trabalhos das melhores marcas. No meu currículo de mestre de cerimônias (MC), tenho vários *cases* de sucesso, a ponto de me dedicar mais e mais ao circuito – este livro é prova disso, por exemplo. A ampliação do meu leque de atuações como prestador de serviços para o mercado de eventos também atesta meu amor e entrega.

Me descobri comediante, em 2008, com o CQC, e na sequência passei a fazer stand-up comedy. De 2009 até agora, além de ter solos de comédia que rodam todo o Brasil e parte do exterior, de vez em quando também aposto em versões empresariais dos meus shows. Para empresas, apresento um conteúdo mais light e maleável, de acordo com o briefing dos meus contratantes.

O mesmo acontece com minhas palestras. Eu assisto a todo tipo de palestra nos eventos em que estou envolvido. Há anos é assim! Já vi material de tudo que é palestrante, a ponto de me sentir provocado por mim mesmo a também ter a minha!

Comecei com uma palestra intitulada *Apostando na carreira*. Eu a realizei entre os anos de 2013 e 2018, e praticamente dava um "testemunho" sobre minha jornada profissional, enfatizando o sentido de ter uma carreira multifacetada.

A "multifacetação" era algo que eu prezava muito e que hoje, especialmente após a pandemia de covid-19, me traz alguns questionamentos. Sim, porque durante o pior momento do confinamento social, percebi que o público entediado em casa precisava urgentemente de conteúdo, o que criava uma enorme demanda a nós, artistas e realizadores em geral.

Ocorre que, como havia (sempre há) uma oferta muito grande de gente entregando todo tipo de material artístico, um dos critérios de escolha dos consumidores era consumir conteúdo de uma pessoa seguramente consolidada no que se propunha a entregar.

Em resumo, a galera optava por assistir lives e conteúdos *on demand* de artistas cujos perfis e atuações eram dedicados a um só tema: se queriam um stand-up, iam atrás dos meus colegas que só fazem isso na vida. O mesmo valia para outros campos, como na música, no teatro etc.

Nesse momento, a "multifacetação" que eu tanto defendia me prejudicou, já que sempre fui um pouco ator, um pouco apresentador de TV, um pouco comediante, um pouco músico – ainda que eu me perdoe, porque também não poderia prever que teríamos uma pandemia!

Só não sofri muito durante a pandemia porque, justamente durante esse período, ciente da dificuldade que acabei de contar, tomei uma atitude transformadora (olha ela aí!) e montei um show de stand-up 100% TEMÁTICO sobre isolamento social. Nada de piadas com mortes, internações, intubações e covid-19: era apenas sobre o isolamento e temas leves relacionados a isso.

Eu montei o show testando piadas semanalmente em lives no Instagram e no Facebook. Nas transmissões, ia entendendo com meus espectadores o que era engraçado ou não a partir das reações que eles mandavam. Se mandavam um cocozinho ou carinha com vômito, já sabia que não era uma boa piada. Se, por outro lado, recebia aplausos ou carinha chorando de rir, aí é porque estava agradando – e aquilo devia ir para o solo!

Nasceu, então, o "Antivírus, o show"!

Montar o especial de comédia consumiu um bom tempo do meu confinamento, e foi um período em que o dinheiro mal entrou, o que me fez consumir algumas das minhas reservas. Mas, quando o show ficou redondo e eu me senti seguro com ele, passei a ganhar dinheiro fazendo sessões virtuais para empresas que realizavam convenções remotas. Consegui alguns contratos, recuperei o dinheiro descapitalizado e tive lucro. Ufa!

Finalmente, quando o meio dos espetáculos conseguiu voltar um pouco em versões de shows para carros em drive-ins (vocês lembram que isso pipocou por um tempo durante a pandemia?), passei a me apresentar bastante nesse formato. Acabou que fui o único comediante de stand-up do Brasil que lançou um especial de comédia inteiramente gravado (como dava na situação) em um drive-in com uma plateia buzinando e piscando faróis no lugar de dar gargalhadas e aplaudir!

(Procure no YouTube por "Antivírus, o show". É legal, ficou divertido e, ao mesmo tempo, é um importante registro de uma época difícil que vivemos.)

Assim, a multifacetação que eu tanto defendia na minha primeira palestra passou a ser questionada por mim mesmo depois da pandemia e, quando aquele período horrível de reclusão e sofrimento acabou, me vi num mundo pós-pandêmico ávido por reunir gente em todo canto e sob diversos pretextos!

Os eventos presenciais voltaram com tudo, e eu segui com minhas atuações como mestre de cerimônias e comediante, mas logo me senti provocado a ter uma nova palestra: Atitude Transformadora, que inspirou este livro. Criada a partir de minhas experiências pessoais e após conhecer o conteúdo de muitos outros palestrantes, é apresentada desde 2022 – e vai muito bem, obrigado!

Mas o que quero trazer dela para esse capítulo é uma história de bastidores.

Em praticamente todas as palestras a que assisti – e que me ajudaram a montar a minha –, ouvi falar sobre FAMOSOS QUE OUSARAM / FAMOSOS QUE FORAM VISIONÁRIOS / FAMOSOS QUE PENSARAM FORA DA CAIXA / FAMOSOS QUE EMPREENDERAM. Assim, em letras maiúsculas, para dar destaque mesmo!

E, em todas essas palestras que acompanhei, notei que três nomes famosos são sempre citados: **Bill Gates**, **Steve Jobs** e **Walt Disney**!

Sujeitos, que, de fato, são verdadeiramente grandes – mas só se fala deles! Como assim?

Não é possível que não haja mais figuras públicas que também tenham tido atitudes transformadoras e que não pertençam a essa "panelinha dos caras", com o perdão pela expressão e meu máximo respeito por eles e seus feitos.

Minha proposta é apresentar outros *cases* da mesma natureza impactante e revolucionária, mas com figuras conhecidas mais nossas, menos "estratosféricas".

Isso faz sentido para mim, porque sempre observei nas palestras convencionais um distanciamento do público quando falamos de histórias e personagens muito inatingíveis, sem identificação mais orgânica.

Agora que a contextualização acabou, posso voltar ao fio da meada e entregar o que eu havia prometido lá atrás: exemplos de pessoas públicas que tiveram, sim, atitudes transformadoras, mas que são brasileiras, conhecidas nossas, e talvez tenham histórias e iniciativas mais próximas das suas!

4

Como a atitude transformadora pode fazer a diferença em uma carreira?

Neste capítulo, contarei três histórias de personalidades muito nossas, muito brasileiras, para pensarmos em "gente como a gente" – ao menos quando elas começaram.

Em comum, essas três figuras mudaram o curso de suas próprias histórias com iniciativas ousadas e visionárias. São pessoas que você certamente conhece, mas que talvez não imagine como suas atitudes foram transformadoras em suas vidas – e, consequentemente, na das pessoas de seus entornos. Aliás, mais: também na *sua*!

Começo puxando sardinha para o meu meio, o de Comunicação e Artes. Você me verá fazendo bastante disso no livro. Primeiro, porque naturalmente terei mais repertório para dividir contigo sobre o meu circuito, pois é onde estou e atuo. Segundo, porque acho que o nicho de Comunicação e Artes é tão amplo e generoso que sempre gera identificação e semelhança com qualquer outro!

Você pode ser de qualquer outra área, não importa: se fizer o exercício de transferir algumas situações e exemplos do meu meio para o seu, certamente isso fará sentido também para o seu universo. Eis uma das grandes belezas do meu mundo, hehe!

Vou começar com a história de uma cantora...

Era uma vez uma cantora gaúcha que, por mais talentosa que fosse, não tinha um reconhecimento à sua altura. Ainda que tivesse um disco lançado, o curioso *Viva a Brotolândia*, e alguma fama, essa grande artista sentia que não estava cantando a coisa certa (era um álbum de rock dançante, na linha da cantora Celly Campelo) e nem para o público adequado – ela era absorvida por um nicho pequeno de pessoas e tida basicamente como uma cantora regional de um estilo só.

Ciente de ser uma excepcional intérprete que podia ir muito além, e dona de uma ótima voz, sua grande atitude transformadora foi esta: em 31 de março de 1964, acompanhada apenas do pai, seu Romeu, ela desembarcou no Rio de Janeiro, onde, segundo o jornalista Julio Maria, autor de sua melhor biografia, chegou "com 36 mil cruzeiros velhos e surrados na carteira, alguns endereços anotados em uma caderneta e uma carta de recomendação profissional conseguida por seu Romeu com amigos políticos influentes no Sul". Ah, e um detalhe: ela e o pai tinham apenas bilhetes de ida!

No começo dos anos 60, o melhor lugar para qualquer artista musical conseguir um destaque era a então apaixonante, cultural e esplêndida cidade do Rio de Janeiro. Se o Rio de Janeiro continua lindo, como segue dizendo Gilberto Gil, pense que, naquela época da história, o Rio era, além de tudo, o lugar mais importante para a música brasileira. Estar ali, e com reconhecimento e mídia, era o mais importante a ser feito por qualquer intérprete de bom senso.

Pois a nossa personagem deixou Porto Alegre e foi com a cara e a coragem para a Cidade Maravilhosa. De certo mesmo, apenas um teste em uma gravadora. Foi seu talento que a permitiu driblar adversidades, como ser recusada pelo próprio Tom Jobim em uma audição para um musical ("Pobre Menina Rica"), já que ele tinha interesse em outra cantora – no caso, a capixaba Nara Leão (1942-1989).

Com uma confiança cega em seu próprio taco, a tal artista gaúcha tanto fez que conseguiu ser ouvida pelos produtores mais influentes da época, e assim foi contratada como estrela de uma das melhores casas de show do então fantástico *point* musical do Rio, o Beco das Garrafas! Mais tarde, já consagrada como uma das maiores cantoras do Brasil, ela e seu então marido (o pianista e arranjador musical César Camargo Mariano) idealizaram o show *Falso Brilhante*: um acontecimento musical de cima de um palco circense jamais realizado em terras brasileiras, algo que, em 1975, foi uma verdadeira revolução estética!

Com a força de seu nome e popularidade, você deve imaginar que essa cantora não teve dificuldade em conseguir os recursos necessários para realizar o tal show, não é? Qual o quê! Pedro Mariano, o filho caçula dessa grande mulher, me contou o que ouviu do próprio pai: eles não conseguiram um centavo, um único patrocínio!

Coube ao casal ter uma nova grande atitude transformadora, a mais radical de muitas, especialmente para ela: eles investiram tudo que tinham e montaram a produção eles mesmos – era um tudo ou nada para apenas algumas poucas sessões. Falhando, o prejuízo seria enorme!

Mas a atitude transformadora se deu baseada em toda uma série de planejamentos, estruturas, intuições, confianças e relacionamentos. Isso significa que essas características, quando bem orquestradas, validam a tentativa e, na maior parte das vezes, geram um grande acerto. Falarei desses pontos todos mais adiante.

Resumo da ópera: o show *Falso Brilhante* ficou em cartaz entre dezembro de 1975 e fevereiro de 1977. Foram mais de 300 apresentações. Quase 300 mil pessoas o assistiram no então Teatro Bandeirantes, em São Paulo. As apresentações aconteciam toda semana, de quarta a domingo! O espetáculo foi um sucesso total e deu à luz o disco de mesmo nome, um diamante da Música Popular Brasileira!

O que seria dessa "gauchinha espevitada" se, em seu começo de carreira, tivesse insistido em cantar em Porto Alegre mesmo sabendo que as coisas aconteciam mesmo no Rio de Janeiro? O que ela e seu então companheiro deixariam de viver se acatassem o "não" das empresas para realizar um show que sabiam que seria sensacional?

Atitude transformadora foi o que não faltou para um dos maiores nomes de todos os tempos da nossa música. Por mais que eu esteja segurando a revelação do nome para o final, acho que você já entendeu que me refiro à **Elis Regina**.

A próxima história que tratarei aqui é do mundo dos negócios.

Na verdade, ela é bem conhecida por quem gosta de relatos de sucesso empresarial. Talvez você já a tenha ouvido. Ainda assim, vale compartilhar.

Era uma vez um menino de nome Antônio Alberto, mais conhecido apenas como Alberto. Nasceu em Portugal, mas logo cedo veio com toda a família tentar a sorte no Brasil. A princípio, fixaram residência no interior do Paraná. Quando ele tinha 16 anos, a família se mudou de mala e cuia para São Paulo, até porque era a cidade na qual ele gostaria de fazer a faculdade de Medicina.

Alguns anos depois, já cursando Medicina, Alberto conseguiu um emprego na Santa Casa. Ao mesmo tempo, todos se mudaram para o Brás, Zona Leste da capital paulista, onde o pai do nosso personagem, seu Antônio, abriu uma padaria. Era uma empreitada complicada, pois havia muitos concorrentes. O negócio mal tinha começado e tinha muito trabalho pela frente. Eis que...

Poucos dias após a inauguração, a padaria foi assaltada. Pior: durante o episódio, seu Antônio, o patriarca, foi morto! Foi uma profunda dor para a família. E não houve jeito para Alberto. Por ser o filho mais velho e ter muitos boletos a pagar, o jovem trancou a faculdade e resolveu tocar, ele mesmo, a padaria.

Sem experiência, mas com muita força de vontade, ele fez de tudo ali: de acordo com uma matéria da InfoMoney, até padeiro ele virou!

Colocando literalmente a mão na massa, resolveu uma das primeiras questões tensas da padaria: a recorrente falta de funcionários. Isso era tão grave que, algumas vezes, eles precisavam comprar pão de outras padarias para revender como se fosse deles.

Porém, ainda que o pão quentinho estivesse assegurado, os clientes não vinham. Era muita concorrência e seria preciso algum passe de mágica para reverter a situação.

Não houve magia, mas uma **atitude** e tanto! Antônio Alberto traçou uma estratégia que fez de sua ação algo transformador: decidiu vender seus pães com um preço 30% abaixo do mercado. Ousado, não? Já era complicado vender, e ele optou por fazê-lo com um desconto que quase não deixava margem de lucro... Porém, seu plano deu certo. Em pouco tempo, uma nova clientela chegou: os revendedores de pão, que vendiam o produto de porta em porta!

Praticamente um ano e meio após a iniciativa, e com o estabelecimento dando lucro, Alberto vendeu seu comércio, voltou a estudar Medicina. Em paralelo, seguiu no ramo dos negócios. Abriu a Casa do Pastel, que também foi muito bem vendendo mais barato do que os concorrentes. Mais uma vez, quando a empreitada deu certo e faturava bem, ele a vendeu. Mais dinheiro no bolso!

Quando o diploma de médico finalmente veio, Alberto já era um empresário especialista em montar negócios. A Medicina o perdeu para o grande executivo que nascera daquilo que chamo de **atitude transformadora**; sua visão de vendas com descontos, mesmo em meio às crises, foi determinante para seu sucesso. A pergunta é: será que isso teria acontecido se ele não tivesse ousado?

Para terminar a história com um "golaço": um dia, Antônio Alberto deu uma oportunidade para um cozinheiro aposentado que queria seguir trabalhando em um de seus estabelecimentos, mas cuja especialização era... comida árabe!

Você já sacou de quem falei esse tempo todo? **Antônio Alberto Saraiva é o fundador e dono do Habib's!**

Como a atitude transformadora pode fazer a diferença em uma carreira?

Hoje, o Habib's é uma potência brasileira que dispensa apresentações. E, vejam, nasceu de uma atitude transformadora!

Ah, só um adendo: Antônio Alberto Saraiva também é dono do Ragazzo e de outras redes de franquia.

Para fechar esse trio de sucesso, resolvi apelar e falar DO CARA.

Vamos à última história de superação, com base em uma dose bem-vinda de iniciativa, de olhar além do horizonte e de ousadia, ou seja, de tudo aquilo que forma o tema central do meu livro.

A trajetória dessa pessoa vai convencer você do que estou tentando falar, caso os dois relatos anteriores não tenham obtido tal êxito.

Essa história é clássica e pode estar em muitos *speeches* de palestrantes e motivadores em geral, talvez até com o mesmo *frisson* dos feitos de Steve Jobs, Bill Gates e Walt Disney, guardadas as devidas proporções. Você já a conhece, mas vale contar o que aconteceu com um jovem camelô do Rio de Janeiro (já se ligou, né?).

Estamos falando de um adolescente que começou vendendo capinhas de plástico para guardar títulos de eleitor nas ruas do Rio ao lado do irmão, Leon, apenas por 45 minutos por dia. Aquele era justamente o tempo de almoço dos guardas que tanto reprimiam o comércio ambulante à época.

Como era bom de lábia, muita gente começou a prestar atenção no jovem. Somado a isso, tinha uma ótima voz. Isso lhe rendeu a oportunidade de fazer um teste numa rádio, que só não o contratou porque nosso garoto não quis a vaga, já que o comércio nas ruas lhe dava mais dinheiro.

Aos 18 anos, ele foi convocado pelo Exército. A carreira de militar era incompatível com a de ambulante e, só para ter uma renda extra, ele aceitou trabalhar como locutor em uma rádio em Niterói nos dias de folga.

Aqui começa o relato da atitude transformadora do nosso protagonista: foi desse start que começou a nascer uma lenda!

Para ir trabalhar, todos os dias o jovem radialista tinha que pegar a barca que cruza a Baía de Guanabara. Naquela época, a viagem era feita em silêncio. Eis que ele teve a brilhante ideia de criar um serviço de alto-falantes no transporte. Era uma espécie de "rádio balsa", que unia seus dois talentos: o de radialista e o de vendedor, uma vez que, entre uma música e outra, ele mesmo anunciava alguns de seus produtos disponíveis para consumo!

A ideia deu muito certo, a ponto de algumas balsas passarem a ter bar e bingo. Comprando bebidas no bar, os clientes ganhavam uma cartela de bingo para concorrer a alguns prêmios maiores – ideia do nosso garoto, por sinal!

Toda essa experiência trouxe maior estabilidade e confiança para ele, de modo que a sua carreira de comunicador e negociante deslanchou. Aí veio a maior das atitudes, a que o transformaria em um apresentador milionário conhecido por todo o Brasil há algumas gerações.

Em 1958, um amigo, o então também radialista Manoel de Nóbrega, pediu-lhe ajuda para administrar uma empresa que vendia brinquedos a prazo, chamada Baú da Felicidade. O Baú fidelizava clientes ao oferecer pagamento de prestações ao longo do ano para receberem, na época do Natal, os brinquedos pelos quais haviam pago.

Manoel de Nóbrega tinha vendido muitos carnês, mas estava com dificuldade para entregar os produtos antes de fechar a empresa. Foi então que pediu a ajuda de seu colega que, como sabemos, gostava de pensar "fora da caixinha".

Pois bem: O CARA, este ícone da **atitude transformadora**, teve a melhor delas ao bater no peito e pedir para assumir o controle total da empresa! É lógico que, para chegar à decisão, deve ter estudado todos os prós e contras, cenários, contextos, perspectivas e tudo o mais. É assim, com todo tipo de cuidado e planejamento, que uma atitude transformadora se dá.

A ATITUDE TRANSFORMADORA LEVA ALGUÉM A FAZER JUSTIÇA À PRÓPRIA HISTÓRIA!

Uma das iniciativas do nosso protagonista foi manter o sistema de crediário e entregas de brinquedos, mas expandir os negócios com a abertura de lojas físicas, onde os consumidores poderiam trocar seus carnês quitados por, também, eletrodomésticos. Um sucesso alimentou o outro e, em pouco tempo, o lado comunicador do jovem ganhou força com seu primeiro programa de TV. Ao mesmo tempo, o Baú da Felicidade ficou ainda maior e passou a incluir carros e casas entre seus produtos.

Vieram diversas empresas para suprir as demandas do Baú e tudo passou a ser administrado por um grupo, famoso até hoje. Esse grupo leva o nome do nosso ousado e visionário personagem.

Você já deve imaginar o final da história, porque soube o tempo todo que eu escrevo sobre Senor Abravanel – ou, como o conhecemos popularmente do Oiapoque ao Chuí, dentro e fora do Brasil, **Sílvio Santos**.

Um dia, Sílvio montou a própria emissora de TV. O Sistema Brasileiro de Televisão (SBT) está aí até hoje e é um *case* de sucesso em vários sentidos. Vai dizer que você nunca assistiu a algum programa do canal?

Para finalizar esse capítulo:

- E se a Elis Regina não tivesse ousado e deixado Porto Alegre para tentar a sorte no Rio de Janeiro? E se ela tivesse se conformado com os "nãos" para fazer o show em que ela tanto acreditava e não tivesse insistido nele, com a cara e a coragem?
- E se o empresário Antônio Alberto Saraiva tivesse jogado a toalha depois da morte do pai e se desfeito da padaria? E se ele não tivesse ousado vender mais barato para vencer a concorrência? Mais: o que teria sido de sua jornada sem dar uma atenção a um cozinheiro aposentado que ainda queria trabalhar, mas fazendo comida árabe?

TALENTO NÃO É TUDO: É PRECISO TRABALHO, DISPOSIÇÃO E ESTUDO.

• E se o Sílvio Santos não tivesse pensado e estruturado a proposta da "rádio balsa"? E se ele tivesse optado por não dar bola ao amigo Manoel de Nóbrega quando ele lhe pediu ajuda com um tal Baú da Felicidade?

Se as três pessoas retratadas não tivessem ao menos tentado, provavelmente nunca seriam objeto de estudo, admiração e superação pessoal, como são hoje. Seus talentos lhe permitiriam outros papéis de destaque, uma vez que talento pode sempre trazer alguma colheita. Porém, talento não é tudo; é preciso ter muito trabalho, disposição e estudo para chegar lá.

Espero que os relatos de iniciativas dessas pessoas tão emblemáticas e apaixonantes ajudem você a começar a entender também o seguinte: **a atitude transformadora leva alguém a fazer justiça à própria história!**

5

Histórias de sucesso só acontecem com celebridades?

Se, como eu, você for uma pessoa que desconfia de muita coisa, talvez tenha passado por sua cabeça: "Essas histórias só acontecem com famosos. Eu não sou uma pessoa pública, então acho que nada disso pode rolar comigo".

Eu entendo você, juro. De fato, em nosso país há um "endeusamento" de celebridades, uma romantização em torno de seus feitos, dos fatos que as cercam. Assim, muitas vezes, o nosso **culto aos famosos** torna suas realidades um tanto distantes das nossas, inverossímeis mesmo.

Pois saiba: histórias legais podem e devem acontecer com pessoas comuns. Podem e devem acontecer com **você**! E elas só dependem de atitude transformadora. O mundo está repleto de pessoas como você e eu: gente que, muitas vezes, deixa de ser comum intuindo, ousando, planejando e tendo iniciativa, jogo de cintura, cara de pau, estratégia e ação!

Em vez de pensar que coisas legais só acontecem com famosos, que tal se inspirar neles para se ver revolucionando as coisas na sua vida? "Se eles podem, eu também posso!"

Daqui em diante quero seguir com meu discurso usando como referência uma pessoa absolutamente comum. É da história dessa pessoa, e não de uma celebridade, que nascerão as próximas defesas do meu texto. E vocês sabem em quem eu pensei? **Em mim!**

Imagino que deve ter gente agora contestando: "Não vale Cortez, você também é uma pessoa pública!". Agradeço o reconhecimento, mas nem sempre foi assim. Eu demorei um certo tempo para fazer meu trabalho ter visibilidade, e justamente o que virou meu jogo foi o conceito da **atitude transformadora**.

Minha história pode e deve servir para você entender como gente trabalhadora comum pode ter um merecido lugar ao sol se fizer as escolhas certas. Do mesmo modo, vou passar por outros momentos da minha própria carreira para assegurar a você que o processo do **agir** é um compromisso constante na vida – se você quiser ter uma carreira ascendente, é claro.

Seguirei, inclusive, até os dias da escrita dessa obra, primeiro semestre de 2023! Eu não poderia falar de outra pessoa comum com maior propriedade e "lugar de fala", a não ser de mim também, reconhecendo também **pontos fracos e falhas**! Afinal, quem melhor para falar de mim do que eu mesmo? Nesse sentido, meu texto terá um ar de depoimento – e eu não acho nada mau que isso ocorra, porque teremos uma informalidade de um quase papo entre amigos, e não uma aula.

Vamos lá então: eu serei a cobaia do meu próprio experimento!

6

Em quais fases da carreira as atitudes transformadoras fazem mais diferença?

É claro que uma atitude transformadora pode ajudar em qualquer etapa do percurso, mas existem ocasiões em que tomar uma atitude assim pode ser crucial.

Vou apontar **três momentos de carreira** em que a **atitude transformadora** pode e deve fazer toda a diferença.

- **Início de carreira**, ou seja, aquele momento em que profissionais começam suas jornadas, e a melhor atitude transformadora reside em **apostar** em seus pontos fortes.
- **Carreira relativamente estabelecida, mas precisando de um "empurrãozinho" para deslanchar;** é aquela fase em que profissionais já têm alguma coisa, mas querem e merecem mais. A atitude transformadora deve estar em **ousar.**
- **Carreira consolidada, mas abalada por alguma crise pessoal ou externa.** Trata-se do momento em que "chegamos lá", mas o mais difícil é manter-se lá, seja por questões

nossas ou, quase sempre, dificuldades de mercado. Aqui, a atitude transformadora pode ser resumida em uma palavra: **empreender.**

Para ficar bem mastigadinho, lembre-se dos **verbos** da atitude transformadora para cada momento da carreira. Vou fazer uma tabelinha aqui pra você não esquecer.

MOMENTO DA CARREIRA	ATITUDE
INÍCIO	APOSTAR
EM CURSO	OUSAR
CONSOLIDADA	EMPREENDER

Gostou? Certamente você que me lê está em algum desses momentos na sua vida profissional ou passou por um deles e se encaminha para o seguinte. Mas, se está "por cima da carne seca", como dizem popularmente por aí, é fato que deve ter colegas, funcionários, amigos ou familiares a quem possa recomendar a leitura deste livro, certo?

Para exemplificar essas ações, vou desenvolver cada um desses momentos de carreira com relatos que aconteceram na minha vida. Minha intenção é que você possa se identificar com uma ou mais situações. O exercício será o seguinte: transporte as situações para o **seu** universo, para a **sua** realidade, e aproveite o que puder ou quiser das minhas experiências.

Reitero: o mundo das Comunicações e Artes é generoso – ele sempre traz uma identificação, até para com quem não é dele e talvez lhe torça o nariz! E mais: há uma grande chance de esse nicho render situações que vão divertir ou emocionar você.

Peço que me acompanhe!

28   Atitude Transformadora

7

Qual a melhor atitude transformadora no início de carreira, Rafa?

Como eu citei no capítulo anterior, no início de carreira, a ideia é **apostar** em seus pontos fortes.

Talvez você pense que **início de carreira** e **pontos fortes** não combinam, uma vez que, se uma pessoa está começando, dificilmente saberá alguma coisa sobre as suas capacidades profissionais, já que sequer começou a caminhada numa profissão! Mas acredite: a gente quase sempre **sabe** quais características, habilidades ou ferramentas pessoais podem fazer diferença no trabalho.

Mesmo que não tenha certeza de qual é o seu ponto forte, aposte na sua **intuição**! O que ela te diz? Qual o seu *feeling*?

Por "início de carreira" vale abrir a cabeça para associar **também** pessoas iniciando novas carreiras em fases mais maduras da vida por suas próprias razões, vontades e necessidades. Para elas, a consciência sobre os seus pontos fortes é mais presente, então fica mais fácil apostar nas suas possibilidades de realização, do que para quem está começando e ainda não tem experiência, que precisa usar apenas a intuição.

TODO MUNDO PRECISA ESTUDAR!

Eu sempre fui um artista muito mais intuitivo do que teórico; muito mais ligado ao instinto do que ao estudo. É claro que eu também estudei e tenho certeza de que todo mundo precisa estudar!

É fato que tenho repertório e técnica, mas, no meu caso especificamente, não acho que foi por causa deles que as melhores coisas aconteceram para mim em muitos momentos da minha vida profissional, ainda mais no meu *start*, lá atrás. Foi pela intuição – e eu já conto isso para você.

Essa coisa de intuir é difícil de explicar. Como você ativa a própria sensibilidade? Um bom exercício para entender como funciona é tirar um tempo só para você e focar em se escutar, se ver. O que você intui a seu respeito?

Outro passo é ouvir quem conhece você bastante. Que características seus familiares destacam? Mais: o que dizem seus chefes? E a empresa em que você trabalha? Já tentou saber disso por meio das pessoas que conhecem você?

Quem não está em início de carreira e talvez queira pular toda essa parte para os outros momentos profissionais que interessam mais: se você é chefe, tem estagiários e gente nova na casa ou se só tem mais experiência e consegue identificar os pontos fortes em pessoas novatas da empresa, dê um *help* pra essa turma! Isso vale para a empresa contratante também! Valorize as qualidades dos jovens profissionais e os ajude a enxergá-las! Estimule que eles e elas se apoiem em seus melhores trunfos: aqui, o **seu** *feeling* e a **sua** intuição também fazem a diferença, ok? **Isso também é atitude transformadora**.

Todo mundo sabe, ao menos um pouco, quais características próprias, estudos, base e personalidade mais **afloram** na hora de se enxergar como profissional em início de carreira. Vou contar como aconteceu comigo...

Em 1996, eu estava com 19 anos e tinha **certeza** de que precisava ser absorvido pelo cenário de Comunicação e Artes. Lembra que comecei no meio artístico trabalhando em um bastidor de ensaio fotográfico do Paulo Borges aos 17 anos, né? E que, por mais que eu tenha engatado um monte de *jobs*, ainda nos bastidores, sempre soube que queria ser um artista? E que entendi que eu era um cara – sou ainda – da Comunicação?

Pois pense em como eu estava frustrado, dois anos depois do meu primeiro trampo, vendo que nada de artístico e comunicativo de verdade acontecia na minha vida. Some a isso àquele dramalhão existencial juvenil de quem não tem 20 anos ainda e buuuumm! Visualize um cara realmente em crise! Esse era eu.

Eu dava umas aulas de violão por uns trocados, pegava um bico aqui e ali como assistente de produção de ensaios fotográficos de moda, batia a cabeça em cursinhos prestando vestibular para um monte de coisas, tinha acabado de ser demitido de uma videolocadora (lembra delas?) onde eu era atendente, já tinha saído da faculdade de Rádio e TV da FAAP por não me identificar e não ter grana para seguir depois de dois semestres e, pior, via amigos próximos se realizando, felizes, como artistas – dentre eles, meu melhor amigo e irmão, o Léo.

Eu sabia que era criativo, sensível e espontâneo! E também sabia que era um cara legal!

Eu me lembro de que eu vivia deprimido com a minha vida e esperava alguma oportunidade. Na verdade, algum milagre. Sim, tava osso!

Eis que um dia estava andando pela Avenida Paulista, em São Paulo, quando passo em frente ao hospital Santa Catarina, na altura do número 200. O local sempre foi imponente, mas algo ali chamou ainda mais a minha atenção. Era uma faixa em frente à entrada com os seguintes dizeres:

> EI, VOCÊ, QUE QUER SER ARTISTA OU COMUNICADOR... VOCÊ MESMO, QUE ESTÁ SE SENTINDO UM LOSER SEM NENHUMA OPORTUNIDADE: VENHA TRABALHAR COM A GENTE! AQUI TEM UM CENTRO CULTURAL QUE PODE TE DAR UMA CHANCE DE FINALMENTE SER ALGUÉM – E NÃO ESSE FRUSTRADO QUE VOCÊ É!!

É claro que não era bem isso que estava escrito, mas foi assim que eu entendi! Na verdade, era uma faixa falando que, sim, havia ali um centro cultural e que havia oportunidades de trabalho para jovens.

Entrei e preenchi uma ficha de seleção com direito a fotinho 3X4. Lembre-se de que estávamos numa época em que a internet ainda engatinhava. O máximo que ela permitia (e que era muito *top*) era o tal do e-mail, no qual @ era citado como "símbolo de arroba"! Juro!

No dia seguinte, para a minha surpresa, telefonaram na casa dos meus pais e me disseram para voltar lá porque era de praxe que alguns candidatos a vagas fossem entrevistados pelo "nosso diretor"! E lá fui eu, mesmo sem saber quais eram essas vagas e quem era o tal diretor. Ao chegar, pediram que eu esperasse na recepção. Ansiedade a mil!

(Um adendo – e isso é uma coisa bem minha. Se achar que serve para você em qualquer ponto da sua carreira, use! Pensando bem: **use sempre**! Eu sempre achei válido ter algo interessante/inteligente/especial a dizer a alguém importante numa situação em que essa pessoa está comigo, me estudando ou pensando em me dar uma oportunidade. Do mesmo modo, sempre achei vital chegar ao lugar onde eventualmente possa vir a trabalhar sabendo qualquer coisa a respeito do local. Em resumo, em situações especiais com gente especial e que pode me ajudar, sempre tentei me adiantar e ter alguma carta na manga!)

Continuando... Lá estava eu, prestes a falar com alguém importante em um lugar que eu não conhecia (em épocas pré-Google e redes sociais, essas pesquisas eram mais complexas), sem nada que eu pudesse dizer para me destacar dos demais! O que fazer? Uma mocinha simpática interrompeu meus anseios para dizer que me conduziria à sala do "nosso diretor". Nada de dizer o nome dele! Que gente misteriosa!

À medida que andávamos pelos corredores, comecei a ler cartazes com um nome recorrente: Evê Sobral. Nenhuma foto. Em um pôster, li: "Faça curso de teatro com Evê Sobral". Em outro: "Aulas de Musical com Evê Sobral". E assim sucessivamente. Pensei comigo mesmo que o nome era importante e poderia me valer alguma coisa guardá-lo na memória: Evê Sobral! Talvez isso pudesse me ajudar!

Contextualizando: Everardo Nazareth Sobral, mais conhecido como Evê Sobral, é um ator, *host* de TV e produtor cultural. Naquela época, dirigia um Centro Cultural no Hospital Santa Catarina desenvolvendo programas, cursos de artes e oficinas. Ele segue em atividade até hoje, agora como apresentador televisivo.

A porta do diretor se abriu e a moça disse: "Esse é o nosso diretor... Diretor, esse jovem se chama Rafael Cortez. Boa sorte". E nada do nome do homem! O cara estendeu a mão e me perguntou: você conhece algo do nosso trabalho? Eu, rápido como uma flecha e num ato impensado, mandei: **"Eu conheço o Evê Sobral!"**, ao que ele, prontamente respondeu: **"Prazer, eu sou o Evê Sobral!"**.

Fiquei roxo de vergonha quando ele me perguntou, rindo: "Vem cá, você fingiu que me conhece na minha cara mesmo?". Ri muito e, num ato impensado, disse intuitivamente: "Fiz uma piada com você porque **eu sou humorista!**".

Sim, meu lado comediante nasceu ali: de um blefe; do fato de que eu estava sendo desmascarado na minha ousadia de inventar alguma coisa para me beneficiar!

Foi uma atitude completamente irracional e instintiva. Como eu ia imaginar, já que ninguém dizia com quem eu falaria, que ele era o próprio Evê Sobral? Eu sei, a gente não deve mentir, mas pense que eu era um garoto imaturo e muito nervoso numa situação desfavorável. Eu mesmo já me perdoei e hoje considero uma gafe engraçada. No fim, ele disse que gostou de mim, da minha ousadia, e que eu poderia voltar na outra semana para começar a trabalhar no Centro Cultural. Arrematou afirmando que alguma coisa para mim ele ia achar! Terminou dizendo que fazia aquilo por ter se divertido com meu blefe. Ou seja, a piada/blefe que saiu de puro nervosismo me rendeu um emprego!

Contei essa situação bizarra porque quero que ela ajude você a olhar para os pontos que apresentei no início do capítulo, quando abordei **intuição** e **ponto forte**. Enquanto eu esperava para falar com alguém importante naquela entrevista de emprego, minha intuição me dizia para ter algo especial para dizer a ele e, no caso, o meu quase desespero me fez inventar uma história que poderia ter acabado muito mal.

Mesmo que não seja a melhor coisa a se fazer, aquele improviso gerou uma situação de humor. E foi aí que me dei conta de que esse era um ponto forte e que eu poderia usá-lo em outras situações a meu favor – sem aquele nervosismo todo, claro. Ao perceber que Evê se divertia, imediatamente reconheci que eu tinha aquela habilidade, a de divertir alguém, e aquele *start* foi importante para inúmeras situações posteriores.

Identifiquei o **humor** como uma habilidade, uma característica, um **ponto forte**, e passei a apostar nele. Não apenas consegui a vaga, mas a ficha caiu para mim. Foi muita sorte reconhecer esse ponto forte tão cedo e rapidamente. Nem sempre é assim e, por isso, nada mais justo do que tentar ajudar você a identificar e entender o seu.

Já propus que, além de dar abertura à intuição, você se escute, estude e ouça outras pessoas que conhecem você melhor. Isso para que você perceba como pode ser especial e desenvolva as habilidades que o destacarão.

Comigo foi e ainda é o humor. E com você? Em qual qualidade pessoal você aposta?

- Você domina (ou mesmo arranha) alguma língua? Se sim, deve bater no peito e dizer para seus empregadores que esse é um grande diferencial seu!
- Você lida bem com planilhas, números, Exatas? Talvez você seja um destaque no coração financeiro de uma empresa. Aposte nisso!
- Na escola, você falava bem em público? Tinha facilidade em apresentar trabalhos e defender ideias? Eis um ponto forte na oratória que você deve ter!
- E liderança? Você organiza bem turmas? Já fez isso em sala de aula? As pessoas tendem a ouvir mais você? Consegue organizar as pessoas em torno de um objetivo? Uau! Esse é um tremendo ponto forte! Você pode ser um líder empresarial em potencial e talvez nem saiba disso!

Resumo da história: por mais sem noção que o episódio de aquisição do meu primeiro emprego no Centro Cultural possa ter sido, é um exemplo de que isso pode acontecer com gente comum. Será que uma coisa tosca assim teria rolado com o Steve Jobs ou o Walt Disney? Não posso imaginar. Mas gente como a gente passa, sim, por isso e pode fazer do limão uma limonada!

Pense em como a atitude transformadora aconteceu na aposta do humor como meu ponto forte. E lembre-se dos macetes para entender como identificamos esse "trunfo" nos princípios da nossa jornada!

E, por falar em jornada, carreiras são surpreendentes. É o que veremos a seguir, no meu segundo momento profissional.

8

Quando parece que está tudo bem... será que está mesmo?

Vamos agora falar do momento em que a carreira está relativamente estabelecida, mas precisando de um "empurrãozinho" para deslanchar. Essa é a fase em que profissionais já têm alguma coisa, mas querem e merecem mais. Aqui, a **atitude transformadora está em...**. Lembre-se do verbo para essa fase: **ousar**! Vamos desenvolver a questão.

Trataremos do momento da nossa jornada profissional em que já chegamos a algum lugar, já somos "alguém", não começamos ontem e temos algum nome e posição. Mas temos que fazer uma pergunta essencial: estamos felizes assim?

Acho fundamental colocar esse aspecto da alegria antes de qualquer outro em relação ao crescimento e a novos desafios profissionais. Para mim é o nosso **coração** quem aparece primeiro – e, com ele, os nossos valores.

Zé Rodrix, o famoso letrista de "Casa no Campo"[1], canção eternizada pela já reverenciada Elis Regina, nos diz: "Eu quero a esperança

---

1. RODRIX, Zé; TAVITO. Casa no campo. In: **Soy latino americano**. Rio de Janeiro: Emi-Odeon: 1976. 3min14s.

de óculos / E um filho de cuca legal [...]". A tal "esperança de óculos", em minha livre interpretação (há outras), seria uma resposta à ignorância, ao imperativo da preguiça que impede a leitura, a instrução, a busca pelo conhecimento. E "um filho de cuca legal" é autoexplicativo: quem não deseja descendentes com a cabeça no lugar, com a mente sã?

Parte do êxito reside em estar bem. "É melhor ser alegre que ser triste", profetizou o poeta Vinícius de Moraes. E ele estava certo. É preciso viver plenamente a alegria, em todas suas essências e sentidos, inclusive na carreira.

O primeiro passo para uma atitude transformadora nesse segundo momento da carreira é "olhar-se de fora" na profissão, seja ela qual for, e entender se a alegria se imprime. De nada adianta bater metas na empresa, ser referência no escritório, ganhar bonificações dos chefes e tapinhas nas costas dos colegas, se **você**, protagonista de tudo isso, não se vir bem e feliz.

"Ah, mas minha realização profissional 'aguenta o tranco'", você pode argumentar. (Eu entendo...) E até insistir: "Não me alegro com nada disso, mas pago minhas contas, tenho conforto e acho que consigo disfarçar minha frustração".

Ledo engano! Em algum momento, sua infelicidade vai falar mais alto! Aí, você será a pessoa de olhar triste, com sorriso forjado apenas na abundância. Um dia, tudo de ruim sairá pelos seus poros. Não vai dar para disfarçar! Nessa altura, os prejuízos podem se tornar irreversíveis.

Do mesmo modo que no mundo corporativo há muitos exemplos positivos de sucesso e realização, também nele temos vários relatos de fracassos, derrotas e "toalhas jogadas" – muitas vezes por descontentamento dos profissionais envolvidos.

A assustadora e indesejada Síndrome de Burnout[2], que causa aquele esgotamento profissional que ninguém quer viver, provém da frustração e da tristeza de trabalhar em situações altamente estressantes que podem ser agravadas quando a gente está num emprego no qual não tem nenhuma satisfação.

Chegar a um limite emocional é algo perigoso em qualquer carreira em que a pressão e o estresse são comuns, mesmo nas melhores empresas, com gestores que tentam evitar um ambiente tóxico.

A situação pode ser ainda pior nas empresas com maus gestores. Quantos deles não devem ser infelizes demais no que fazem a ponto de deixar todo mundo louco com suas pressões e decisões erradas? Aí temos uma bola de neve. Seus colaboradores passarão a ser infelizes como consequência e perpetuarão um novo ciclo de desolamento em massa.

É um ritual perigoso. Melhor evitar seu *start*, do mesmo modo que aprendemos com os Gremlins: um fofo Mogwai não deve ser exposto ao sol, não deve ser molhado ou tomar água e jamais comer depois da meia-noite – sob risco de monstros terríveis nascerem para destruir a tudo e a todos. (Sou de 1976 e amava esse filme nos anos 80! Se você não pegou a referência, pesquise no Google, hahaha!)

Uma vez que investigou se está contente ou não com a sua carreira, você tem três caminhos a seguir.

- Se está realizado… Aproveite a fase e, de preferência, ajude os colegas que vivem o oposto! E parabéns, viu?

---

2. Segundo o Ministério da Saúde, a Síndrome de Burnout ou Síndrome do Esgotamento Profissional é um distúrbio emocional com sintomas de exaustão extrema, estresse e esgotamento físico resultante de situações de trabalho desgastante, que demandam muita competitividade ou responsabilidade. A principal causa da doença é justamente o excesso de trabalho. Disponível em: https://www.gov.br/saude/pt-br/assuntos/saude-de-a-a-z/s/sindrome-de-burnout#:~:text=S%C3%ADndrome%20de%20Burnout%20ou%20S%C3%ADndrome,justamente%20o%20excesso%20de%20trabalho. Acesso em: 28 maio 2023.

- Você pode estar descontente com o seu trabalho, mas não querer sair da zona de conforto. É uma decisão sua, mas que, a meu ver, fatalmente levará você a retroalimentar um ciclo que, mais cedo ou mais tarde, vai fazer muito mal.
- Se não está bem, mas continua seguindo assim, contribuindo para os ciclos de destruição corporativa já citados, imagino que queira sair desse ciclo, acertei?

Pensando que escrevo para pessoas que se identificam com a última opção, vamos à atitude transformadora. Uma vez identificados os elementos do seu descontentamento, a necessidade de "não fazer parte da pior estatística empresarial" vai estimular você a dar a volta por cima.

Num ambiente saudável, você contará com o apoio dos melhores líderes, colegas e sua empresa (você está do outro lado? Ajude o parceiro!), uma vez que a intenção é boa e tudo indica que você trabalhe (espero) com gente e casas do bem. Além disso, você pode procurar a terapia para dar aquela força; existem várias linhas e com certeza você vai encontrar a que melhor faz sentido para você.

Não estou propondo que a saída de um profissional que passe por tudo isso seja, necessariamente, deixar o emprego; sair da empresa. É possível melhorar para permanecer na casa; ajustar pontos para ter longevidade com os chefes – e crescer para, um dia, virar um deles também, por que não?

As empresas precisam estar atentas aos processos dos colaboradores e atuar no sentido de fazer com que essas atitudes transformadoras se deem na casa, alinhadas à parceria já constituída e vislumbrando resultados ainda melhores. Do contrário, podem perder esses profissionais para o mercado ou novas apostas. Muitas vezes, bastam ajustes para compor horizontes novos com o mesmo empregador, para que o profissional tenha espaço para ousar com uma atitude transformadora – nessa e em outras etapas da carreira profissional.

Na verdade, há muito mais gente querendo melhorar com segurança (sabendo onde e com quem trabalha) do que com risco (toda a ambientação e a estabilidade a ser criada no novo emprego). Muitos funcionários reconhecem isso e gostam da ideia de se aperfeiçoar e ter novos desafios e reconhecimentos onde já estão. Mesmo que a pessoa tenha o perfil de ousar, tendo atitudes transformadoras para alçar novos voos, a possibilidade de poder evoluir onde está ainda deve existir.

VER-SE ONDE VOCÊ PODE, DEVE E MERECE ESTAR!

Retomando o processo que já comecei a apresentar, considere dois pontos importantes: **inconformismo** e **ambição**. Sobre este último, já deixo um *spoiler*: com escrúpulos, pode!

O **inconformismo** reforça a ideia de lutar para estar satisfeito na sua carreira. Você não pode se conformar com a lógica da realização profissional em detrimento da paz interior, certo? Isso já foi explorado até aqui, mas a palavra inconformismo tem um peso que pode ajudar você a ver ainda mais sentido em tudo que escrevi. Se você não se conforma com sua situação atual, é importante exercitar o seguinte: **ver-se onde você pode, deve e merece estar**! Você vai desejar isso com todo o seu coração e vai ambicionar um novo momento na sua carreira.

Logo, a **ambição** é o elemento que estimulará você a tomar as atitudes certas para virar o jogo. E, se tudo isso for para somar a quem contrata você, melhor ainda – a menos que, para você, isso seja impensável!

Quando falo de **ambição** aqui, é muito mais no sentido pessoal da sua carreira do que no afã de fazer negócios. É do seu lugar de atuação, é o que você precisa desenvolver e ser para, aí sim, crescer profissionalmente.

Quando parece que está tudo bem… será que está mesmo? 41

VOCÊ NÃO PODE SE CONFORMAR COM A LÓGICA DA REALIZAÇÃO PROFISSIONAL EM DETRIMENTO DA PAZ INTERIOR.

Ao dizer que "com escrúpulos, a ambição vale", quero enfatizar que você não deve fazer toda e qualquer coisa em nome da sua ambição para o que você considera felicidade ou para qualquer ideia de felicidade imposta pela cultura, por quem paga o seu salário ou pela empresa que contrata você. "Qualquer coisa, não", como diria o cineasta Spike Lee em *Faça a coisa certa*, filme de 1989.

Você provavelmente conhece o Leandro Karnal, professor, historiador, escritor e um dos maiores pensadores da contemporaneidade. Em 2021, fui o mestre de cerimônias de uma convenção virtual da HDI Seguros, na qual onde ele deu uma ótima palestra on-line.

Uma das coisas mais interessantes que ele colocou foi um hipotético paralelo entre o "marido que trai" e o "profissional que joga sujo para crescer na carreira e na empresa". Em ambos os casos, o risco iminente de ser desmascarado tira a paz e faz da vida do sujeito um inferno!

Karnal falou do suor frio do esposo infiel quando vê sua companheira mexendo em seu celular por qualquer razão inocente: e se ela flagra alguma conversa errada? Do mesmo modo, nos lembrou de como deve ser torturante a vida do ambicioso profissional que está sacaneando alguém, refém de um possível descuido que o levará a ser apanhado em flagrante! Além de não ser o certo, **não compensa o estresse!** Ambição a qualquer custo não vale a sua paz!

A AMBIÇÃO É O QUE FARÁ VOCÊ OUSAR.

Agora, a ambição que resulta do inconformismo com a carreira já em curso, ainda que embalado pelas "ilusões de realização" profissional já citadas (salário, parabéns do chefe etc.), se realizada no sentido de gerar a atitude transformadora, é muito bem-vinda!

Pensando no que já apresentei, posso afirmar que o **inconformismo** vai tirar você do lugar infeliz em que a boa carreira já iniciada não deslancha do modo que você queria ou imaginava. Já a **ambição** é o que fará você **ousar**. E essa ousadia é o tal **empurrãozinho para deslanchar**, que, enfim, é a **atitude transformadora na carreira relativamente estabelecida**.

A atitude transformadora nesse momento da carreira que estou tratando tem, enfatizo, muito a ver com o verbo **ousar**. Dele vem o tal "empurrãozinho" para a coisa deslanchar.

Vamos ao que aconteceu nesse sentido comigo – eu, ainda a cobaia de meu próprio experimento! No início de minha carreira, o humor me destacou numa situação absolutamente constrangedora, e o importante diretor que me desmascarou quando fingi conhecê-lo me empregou.

Mas empregou em quê? O trabalho era em um centro cultural notório por ter cursos de artes, programas de TV e outras atividades artísticas. Como já me via artista ou comunicador e me sentia capaz de exercer uma profissão ligada a essas áreas, o natural seria ser contemplado ali com algum *job* que estivesse relacionado a esses anseios e vocações naturais, correto? A resposta é não!

Quando parece que está tudo bem… será que está mesmo? 43

Lembre-se: o Evê Sobral foi com a minha cara e disse que era para voltar na segunda, pois alguma vaga para mim ele acharia. Eu tinha certeza de que seria em seu núcleo de programas de TV! E era. Eu só não imaginava que minha primeira experiência em TV seria ser... *caboman*! Juro. Em vez de receber uma vaga de ator, repórter, apresentador ou algo do tipo, fui puxar cabo atrás das câmeras!

Eu ficava na equipe externa de duas repórteres. Elas iam a plena Avenida Paulista para entrevistar o povo e, conforme elas andavam para lá e para cá atrás de alguém que topasse participar, eu corria com o cinegrafista desenrolando o cabo da câmera. Ele recuava às vezes, e eu prontamente tinha que enrolar tudo de volta. E era isso o dia todo!

Aquilo estava bem longe de me realizar como um cara de Comunicação e Artes que precisava, obviamente, estar em cima de um palco ou na frente das câmeras. Mas eu entendia que era um começo e que eu deveria aproveitar a oportunidade de ser dos bastidores "começando pelo básico", como parte de um aprendizado... Tinha em mente que, no futuro, eu teria minha redenção e um reconfortante salário!

Além de ter conhecido o trabalho apenas lá, na prática, no primeiro dia (e não ter ficado feliz), a coisa ainda fica mais bizarra: passei o mês trabalhando sem saber qual seria meu ordenado. Quando perguntava, a resposta era a mesma: "Vá ao RH no final do mês e você saberá!". Que empresa misteriosa era aquela! Ok, o trabalho em si era aquém do meu potencial e do meu merecimento, mas o salário... lá vai!

Garanto por tudo que é mais sagrado que essa história é verdadeira! No dia de receber, a diretora de RH esclareceu o mistério e contou que eu havia sido contratado muito mais por empatia do Evê do que por necessidade do Centro Cultural. A vaga de *caboman* não era necessária – o cinegrafista se virava sem mim. Não havia, portanto, um salário previsto para o meu trabalho.

Porém eu não ficaria de mãos abanando: um patrocinador de um dos programas era a Lasanharia & Cia, e eu receberia um voucher para pegar (inteiramente grátis!) uma lasanha tamanho família como "recompensa pelo trabalho prestado naquele mês!". É exatamente isso que você leu: meu primeiro trabalho em TV foi pago com uma lasanha!

Fiquei aturdido com aquilo e saí de lá direto para a tal loja. Lembro-me de ter escolhido uma de sabor quatro queijos, que parecia a mais robusta. Assei a dita cuja durante a madrugada, enquanto toda minha família dormia, e comi sozinho! Quase tive uma congestão, mas era o meu salário, e dele eu aproveitaria até a última lambida do prato!

É claro que na semana seguinte eu voltei ao RH e pedi um salário de verdade. Afinal, se eu trabalhasse por lasanha deveria mudar meu nome para Garfield!

Muito por conta da minha iniciativa de mostrar interesses no trabalho e melhores condições, ela topou me pagar um salário mínimo por mês e me registrar, mas me colocaria em novas funções onde havia uma remuneração prevista. Assim eu poderia ser testado como uma aposta do Centro Cultural. No entanto, ela reforçou que eu seria **cobrado à altura**.

E foi assim que passei meses naquele Centro Cultural em novos desafios televisivos… mas sempre nos bastidores!

O episódio da lasanha é 100% real e faço questão de o contar, no sentido de fazer você entender que, de fato, no início da minha carreira em Comunicação e Artes tudo foi bem diferente do que eu imaginava. Por mais que não recebesse mais em iguarias italianas, eu me sentia sempre infeliz nas minhas atribuições.

De *caboman* passei para outras atividades técnicas. Fui colaborar como assistente de roteiro em um dos programas, depois (não necessariamente nessa ordem) virei chefe de estúdio, assistente de produção, produtor musical e assessor de imprensa. O departamento de TV do Centro Cultural Santa Catarina me envolvia em uma série de trabalhos que eu não gostava de fazer, mas sabiam que sempre podiam contar comigo!

A AMBIÇÃO É O
ELEMENTO QUE
ESTIMULARÁ
VOCÊ A TOMAR
AS ATITUDES
CERTAS PARA
VIRAR O JOGO.

Agora, por mais que eu insistisse em pedir oportunidades nos palcos e no vídeo... elas não vinham!

Não esqueço que uma das poucas chances que me deram de aproveitar a minha imagem naquela época foi ser um dos assistentes de palco do Evê em seu programa de competições de equipes escolares. Chamava Guerra é Guerra, e...

Ok, vou contar direito: fui *paquito* do Evê Sobral por seis programas, gravados em dois dias. Se você duvida, procure no YouTube. E eu não escreverei mais uma palavra sobre isso!

Hoje, vejo que tive uma oportunidade e tanto. Eu comecei na TV aprendendo tudo sobre seus bastidores. Naturalmente, quando mais tarde me vi do outro lado, eu tinha uma visão muito mais completa do processo todo – e respeito também. Quem conhece um trabalho de todos os lados, trabalha melhor e respeita muito mais as partes envolvidas, não é? Mas vai explicar isso a um jovem de 19 anos cheio de sonhos, tesão e ilusões...

Os meses foram passando lá dentro, e eu virei um dos melhores produtores de TV da casa. Muito porque, por mais infeliz que eu estivesse, eu precisava do emprego, dos salários (que começaram a ficar melhores), dos convívios (sempre é preciso fazer *networking*) e, que ingenuidade!, eu acreditava mesmo que alguma oportunidade de migrar de lado viria.

Aqui, divido um aprendizado: se as pessoas estão felizes com o que você entrega profissionalmente, dificilmente ousarão, testando você em algo que faz você mais feliz! A moral da história é que eu era bom no que fazia, e o Evê Sobral e meus chefes estavam mais que satisfeitos. Mas eu não gostava dos bastidores. Estava profundamente deprimido em me ver atuando do lado errado da minha área. Fiquei tão triste que cheguei a ter dores nunca explicadas nas costelas, na região do baço. Por mais que eu investigasse a origem delas, não havia diagnóstico. Levei um bom tempo para entender que eram de origem emocional.

Quando parece que está tudo bem... será que está mesmo?   47

Percebeu aonde cheguei? Minha infelicidade estava expressa. Meu inconformismo com aquela situação me fazia querer mais, muito mais! E minha ambição em me ver merecedor do melhor para mim finalmente me fez ousar.

Tentei permanecer no Centro Cultural, mas me dei conta que, para que meus planos fizessem sentido, eu teria que alçar novos voos. Alinhei bem o fato com o Evê Sobral, que apoiou minha decisão. Ele mesmo achou que era melhor, e me lembro de ter me sentido feliz com a transparência da nossa conversa. Afinal, quem passa por esse tipo de crise precisa poder contar muito com seus empregadores: que eles ajudem quem sofre a seguir no trabalho com os ajustes necessários na casa mesmo e não por aí, no mercado, alimentando a concorrência.

Eu me organizei minimamente do ponto de vista financeiro, de modo que pude bancar o radical processo de pedir as contas e me jogar para o mundo como artista. Teria que ser uma coisa breve, pois a grana era curta e as demandas da vida já eram pesadas. Nunca tive a comodidade de ser bancado em casa: da adolescência pra cá, sempre fui mais de ajudar financeiramente meus pais do que ser ajudado.

Solto no mercado, passei a *freelar* com o que aparecia pela frente. E continuava tentando de tudo para ser ator, repórter, músico, algo assim. Falava com colegas do meio, aprendia com eles, ouvia líderes, estudava... Não deixava de "jogar junto" quando vinha alguma chance. Era um cara humilde e colaborativo, mesmo sabendo bem dos meus potenciais.

O problema é que as oportunidades seguiam ligadas à produção, até porque meu currículo na área começou a ficar imponente e a falar por mim. Quando eu ficava sabendo de uma peça teatral que começaria a ser ensaiada e pedia por um teste, o diretor já se animava de me ter na equipe como produtor. Ainda que eu insistisse, vinha aquele papo de sempre: "Quem sabe numa próxima? Mas venha para nossa

48   Atitude Transformadora

equipe; o seu portfólio é ótimo e estamos precisando tanto de uma pessoa como você…" – e eu ia!

Paralelamente, eu seguia estudando violão, e passei a dar pequenos recitais de música clássica.

Comecei a finalmente atuar em peças teatrais e em pequenos projetos de mídia – um curta aqui, um vídeo acolá… Mas era tudo marginal, independente; tudo entre amigos e amadores, e quase sempre pagando para trabalhar.

Para receber alguma remuneração, como eu não tinha experiência e precisava "ganhar milhas", passei a aceitar os *jobs* que ninguém mais queria. E eles eram terríveis! Eram os famosos "micos" que tanto artista em início de carreira paga. Eu os vivi em excesso e muita coisa ligada a eles era humilhante. Fosse no cachê, no tratamento dos contratantes, no descaso de parte do público…

Era complexo, mas lá estava eu: como ator de teatro infantil (o jumento, de *Os saltimbancos* e a bruxa malvada do Oeste, de *O Mágico de Oz*), contador de histórias infantis em livrarias, músico acompanhante de ventríloqua, violonista em restaurante francês e animador de festinhas infantis, dentre tantas outras provações. Ralei para caramba. Não são trabalhos indignos, mas fui muito maltratado em vários deles!

Só que ninguém poderia dizer que eu não estava acumulando experiências e tentando. Isso já era ousar! Mais ainda: eu, que tive tantos desencontros com minha vida acadêmica, enfim consegui uma formação superior: daquele um ano na faculdade de Rádio e TV da FAAP, lá atrás, tive dois semestres na Filosofia da PUC-SP e, de lá, migrei para o Jornalismo na mesma instituição onde, finalmente, me formei! E olhem: eu já tinha 27 anos ao sair da sala de aula.

Em 2007 passei a ousar mais: usei como estratégia mandar meu currículo apenas para produtoras e emissoras de TV.

Naquela época, diferentemente de hoje, trabalhar em televisão era o que havia de melhor e mais assertivo para uma pessoa de Comunicação e Artes. Passados alguns anos e tendo eu já acumulado experiências também como artista e comunicador, meu currículo passou a jogar mais no meu time. Tudo isso fez parte do **meu** processo de ter atitudes transformadoras naquela fase da minha carreira. Lembram do verbo **ousar**? Foi o que fiz como artista independente e "cara de pau" dos currículos em TV.

E, por falar em currículo, claro que ele também enfatizava meu lado de produtor, que era mais volumoso e chamativo, mas eu já tinha algo a mostrar em meu favor como "cara das telas" – ele ficou mais atrativo, ainda mais com uma formação superior!

Muitas produtoras de TV receberam meus pedidos de trabalho. Um dia, uma delas me telefonou. E minha vida mudou para sempre a partir do momento em que eu disse ALÔ!

9

Qual foi o "empurrãozinho" que deslanchou sua carreira, Rafa?

A mudança em minha carreira nasceu da necessidade de me ver feliz, algo que gerou um inconformismo com o que eu estava fazendo. Por sua vez, isso virou uma ação (ousadia) planejada, baseada na minha ambição de não trabalhar mais nos bastidores: "Eu quero tela e palco e vou conseguir". Custe o que custar!

Em tudo que contei pra você, existe o **ousar** como resultado de um processo e início de outro. Mas uma ousadia ainda mais especial aconteceu depois do telefonema que recebi.

Em meados de outubro de 2007, me ligaram de uma produtora argentina recém-chegada ao Brasil, a Cuatro Cabezas, ou 4K. Ela fazia um produto ou outro para TVs a cabo daqui, nada muito significativo. Porém, a produtora que me ligou (Renata Varela, até hoje nas emissoras e produtoras, uma excelente profissional) falou que iriam trazer para o ano seguinte um golaço a ser veiculado na TV Bandeirantes. Era a versão brasileira de um megassucesso da 4K, já importado por vários países com suas próprias versões, ainda sem nome definido em português. Nada mais sobre o projeto ela poderia dizer, por confidencialidade de contrato.

Quis saber mais do que se tratava e perguntei se ela me ligava por conta de algum dos atributos artísticos expostos em meu currículo. Mas não, ela me queria como um dos produtores do projeto e perguntou se eu poderia ir a uma entrevista com o "nosso diretor". Seria Evê Sobral? Ou eu teria que encarar mais suspense? Não, esse pessoal não se fazia de misterioso: era o Diego Barredo, que tinha vindo da Argentina para implementar o projeto em terras brasileiras, um grande nome até hoje no nosso audiovisual.

Fiquei frustrado com mais uma abordagem de trabalho ligada à produção. Mais uma vez, continuava me sentindo refém de uma situação em que eu mesmo me coloquei, refém do meu próprio talento numa área de bastidores que não me interessava, mas da qual não paravam de chegar propostas e oportunidades.

Enfim, a reunião foi marcada. E eu iria. "É claro!". Você lembra que falei sobre estarmos atentos às intuições? Novamente, a minha me disse para tentar descobrir ao máximo o que seria aquele projeto que me queria como produtor para que, de posse dessas informações privilegiadas, eu fosse à reunião me vender como artista, e não como *staff*.

Comecei a falar com pessoas que conheciam os argentinos e, em pouco tempo, uma amiga comum me entregou tudo: o programa que eles passariam a produzir em pouco tempo no Brasil era um enorme sucesso dos *hermanos* chamado *Caiga quien caiga*, algo como "caia quem cair". Eles apostavam demais na versão a ser feita aqui, mais até do que nas já existentes no Chile, Portugal, Itália e Espanha. E o programa misturava jornalismo e humor!

Corri para um site recém-chegado ao Brasil que ainda tinha poucos vídeos disponíveis para navegar naquele tiranossáurico 2007: o YouTube, conhece? Numa rápida busca, assisti a algumas matérias dos repórteres dos programas no Chile e na Argentina.

Ao ver uma delas sobre um chileno simpático que cobria uma manifestação pró-Pinochet[1], uma ficha caiu para mim: **eu tinha que fazer o que aquele cara fazia**! Eu teria que ser repórter do programa, jamais produtor!

No dia combinado, cheguei muito seguro à aguardada reunião em que me explicariam o que seria o projeto e a minha vaga de produtor. Diego Barredo estava acompanhado da Renata Varela e outras pessoas. Mal começou a me contar sobre o o projeto, quando... eu o interrompi dizendo já saber do que se tratava. Disse que agradecia a oportunidade, mas que estava ali para negar a vaga. Eles tinham que me testar como repórter, porque era como um que o programa deveria me contratar!

Lembro que rolou um certo mal-estar. Barredo salientou o que eu já tinha ouvido, que me queriam era para o *staff*, que os testes para repórter ainda nem tinham sido abertos. No que eu insisti, ele perguntou se eu atenderia a algum dos pré-requisitos para disputar uma vaga: ter formação em Jornalismo, ser do stand-up comedy ou estar em cartaz como comediante em alguma noite do gênero. Das três coisas, eu só tinha o meu diploma de jornalista da PUC-SP. Ainda não possuía nenhuma experiência em comédia. Diante da minha resposta, ele questionou: "E por que eu deveria deixar você fazer um teste para repórter do nosso projeto?".

Tudo que estou contando desse episódio em si já traz uma atitude transformadora, mas acho que foi a resposta que eu dei que, de fato, virou o jogo a meu favor. Eu disse que, se ele me permitisse fazer o teste, eu realizaria o melhor teste que ele veria em sua vida!

Depois disso, ele me deu a oportunidade de tentar. Foram dois testes. Cerca de dois longos meses depois, ele me telefonou de Buenos

---

1. Augusto Pinochet foi um dos líderes do golpe contra o presidente Salvador Allende e governou o Chile sob uma ditadura sangrenta de 1974 a 1990. Disponível em: https://mundoeducacao.uol.com.br/historia-america/augusto-pinochet.htm. Acesso em 29 maio 2023.

Aires para dizer que eu podia comemorar: uma das vagas de repórter era minha!

Um pouco mais tarde, já trabalhando juntos, Barredo compartilhou uma deliciosa história de bastidores. Disse que, da parte dele, já havia me contratado ali, naquele meu pedido por uma oportunidade, justamente quando eu lhe garanti que faria o teste memorável. Aquilo, segundo ele, já era uma atitude de CQC.

Se você conhece um pouco da minha vida, já sabe o resto: fiquei seis incríveis anos como repórter (em um deles, também como coapresentador) de um dos mais emblemáticos, provocadores, controversos e divertidos programas da TV aberta brasileira das últimas décadas: o CQC (*Custe o que Custar*).

O CQC me transformou em uma pessoa pública, revolucionou a minha vida e me redimiu de todas as humilhações que vivi nos anos de *staff* e dezenas de trabalhos ingratos como artista marginal. O CQC abriu as portas para o stand-up, e virei o comediante que sou hoje. Do programa também nasceram vários outros trabalhos. Ele foi a minha porta de entrada para outras emissoras e projetos que me abraçaram depois. Até hoje, tantos anos após a estreia e outros tantos depois do seu fim, ainda colho os frutos. Ele lavou a alma da minha carreira!

Pois bem, depois de contar tudo que se passou comigo naquela fase da minha carreira, vamos retomar o fio da meada… Lembrando: estou tratando daquele momento da carreira em que a pessoa já chegou a algum lugar, já tem um nome e talvez goze até de uma estabilidade ou, melhor ainda, sucesso!

Do questionamento "estou feliz assim?" nascerá uma resposta. Se for sim, o lance é aproveitar o momento (e, claro, se puder ajudar alguém do trabalho que vive o oposto, ótimo!). Se for não, você deve usar do inconformismo para sair do papel de vítima e tentar vislumbrar o que poderia trazer contentamento na sua carreira. Disso, nascerá a ambição (com escrúpulos, por favor), e ela obrigará você a **ousar** em algo.

Se essa ousadia contemplar a empresa, melhor ainda. Crescer dentro da casa é outra história. É claro que a empresa precisa fazer sua parte no sentido de abraçar os novos voos de quem está ousando.

Essa ousadia, essa ação, será o tal "empurrãozinho para deslanchar" de que sua carreira tanto precisa nesse momento. Vale aqui a atitude transformadora. Ela vai permitir que você se torne o **protagonista** da sua vida profissional.

É importante ponderar que toda essa "equação" a que me referi precisa de tempo, vivência, segurança e, acima de tudo, planejamento. Não é de uma hora pra outra.

Acho essencial lembrar que tudo o que se liga ao tema da **atitude transformadora** passa por processos de estudo, conversas, aprendizados com equipes, atenção máxima ao que dizem os chefes, especialmente aqueles que têm uma visão assertiva de carreira, e, o mais importante, vivência e planejamento! Pode ter certeza de que, para dar os passos que dei, falei com quem me empregava, conversei com colegas, estudei o mercado, fiz toda minha lição de casa!

Para merecermos algo, não podemos confiar apenas em nossos belos olhos e imaginar que Deus fará o resto. Precisamos fazer a nossa parte – e, na vida profissional, hoje em dia, só o "arroz com feijão" não basta. É preciso ousar! Do contrário, o risco de se ter uma atitude precipitada, e não transformadora, é enorme. E ser camicase não rola!

Por fim, quando falo sobre **ousar**, essa ousadia tem que vir de você. É você quem tem de se mexer para as coisas acontecerem do modo que tanto espera e merece. Em outras palavras, você tem que se tornar **protagonista** da sua história. Há exceções, é claro: ambientes de trabalho acolhedores nos quais equipes generosas – e especialmente grandes líderes – podem "pegar você no colo" e transformar a sua carreira com atitudes benevolentes. O fato de as empresas o auxiliarem é uma atitude transformadora delas, o que veremos mais à frente. Enfim, é raro, mas você pode ter a sorte de contar com essas ajudas. Porém, o mais eficaz é arregaçar as mangas e não depender dos outros para propósitos tão seus.

Com a minha história, você conheceu a minha infelicidade, mas também viu meu contra-ataque. Precisei ter ousadia por alguns anos. Passei um bom tempo fazendo de tudo para virar o jogo sem deixar de trabalhar, mas acumulando experiências, bagagem, repertório e aprendendo com quem sabia mais do que eu, ou seja, tratei de garantir que me sentisse seguro para alguma hora.

O empurrãozinho para deslanchar, ou a ousadia, que dei naquela inesquecível entrevista de emprego, foi ser cara de pau e pedir a vaga de repórter. Ali cabia ser cara de pau, já que o próprio programa em que eu queria trabalhar tinha muito apreço por essa característica. Isso contou pontos a meu favor.

Você pode dizer: Ah, mas eu não sou cara de pau. Isso não é pra mim. Calma! Aliás, cuidado: o mundo corporativo nem gosta dessa expressão. Os caras de pau são associados a contextos negativos dentro das empresas, de modo que vale você evitar o termo.

No meu caso, meu empurrãozinho foi ser cara de pau, porque o CQC era um programa dessa natureza. Essa foi minha ousadia. E funcionou! Porém, há muitos outros "empurrõezinhos" que você pode usar para adotar como atitude transformadora, muitas outras formas de **ousar**, entre elas:

- Fazer os contatos certos dentro da sua empresa.
- Mudar de postura, ser mais proativo.
- Criar produtos novos.
- Estudar tendências de fora e antecipar-se às novidades.
- Fazer-se imprescindível: passar a dominar algo que só você sabe.

Além disso, ter **segurança** é fundamental! Por mais que você tenha estudado e planejado cada ação, nada será convincente se você não for o melhor vendedor da sua própria atitude transformadora. Nessa hora não pode hesitar, e mais adiante darei dicas de como ter e demonstrar segurança.

Quando eu disse ao diretor argentino que faria o melhor teste de sua vida se ele me desse uma oportunidade, eu não estava blefando. Eu estava há um tempo considerável, como *staff* ou artista, num meio onde absorvi muito conhecimento, vi coisas demais, aprendi com gente à beça e soube encontrar ainda mais o meu melhor potencial. Confiei cegamente em mim ao negar a vaga de produtor e ousar pedindo a de repórter. E certamente minha energia me ajudou.

Depois de conseguir a carreira que você desejou, porém, há uma máxima no mundo dos negócios que diz que "o mais difícil não é chegar lá, mas se manter lá". Tratarei disso no próximo capítulo, ao apresentar os desafios e "viradas" da chamada carreira consolidada. *Follow me*!

10

A carreira se consolidou, mas a crise bateu. O que fazer?

Neste capítulo, falarei do terceiro momento da jornada profissional: **carreira consolidada, mas abalada por alguma crise pessoal ou externa**. Trata-se do momento em que "chegamos lá, mas o mais difícil é **se manter lá**", seja por questões pessoais ou, quase sempre, pelas dificuldades de mercado. Aqui, a atitude transformadora pode ser resumida em uma palavra: **empreender**.

Trato aqui do momento pelo qual você pode estar passando ou torce para não passar. Pode ser que você esteja nessa fase da carreira, mas sem nenhuma crise (ufa!), só que ainda é possível que venha a acontecer. É uma fase da trajetória profissional com êxito, estabilidade, colheita de frutos merecidos, porém ameaçada por algum ruído ou problema grave. Esse estresse pode ser de ordem interna ou externa e, na minha experiência, a ordem externa parece ser a mais comum.

Você já ouviu falar da "crise da meia-idade"? O termo foi criado por Elliott Jaques[1], um médico canadense, e se refere a pessoas que se sentem perdidas ao constatar que a fase da juventude chegou ao fim.

---

1. JAQUES, Elliot. Death and the mid-ljfe crisis. **Intemational Joumal Psychoanalysis**, 46, 1965.

Acontece entre os 40 e 60 anos. Fatores internos (envelhecimento) e externos (o terrível etarismo[2], dentre outras questões que afligem as pessoas idosas) colaboram para a crise.

Pense nela para fazer um paralelo com uma carreira. Ela também tem crises da meia-idade. Some a esse pensamento a imagem de um bom profissional que entregou tudo o que tinha de melhor, atingiu o Olimpo da carreira e recebeu as melhores recompensas por isso: reconhecimento, bônus, prestígio, prêmios etc.

Há aquele que, diante desse patamar alcançado, opta por parar de trabalhar e "sair por cima". Direito dele. Certamente seu estado psicológico agradecerá. Decerto, essa pessoa vai gastar o dinheiro guardado com viagens gostosas, recuperação do tempo perdido à família e merecidos vinhos e comidas deliciosas. Que aproveite!

Mas meu palpite é que você seja outro tipo de bom profissional: o que quer sempre mais! Ainda que tenha chegado ao topo, por mais que esteja em posição de escolher as oportunidades e desfrutando do merecido lugar ao sol, esse bom profissional está inquieto – até porque, se chegou onde está, é de sua natureza ser inquieto, curioso, ambicioso e visionário! Entretanto, assim como acontece na "crise da meia-idade", adversidades internas ou externas aparecerão.

Vamos a alguns exemplos das crises internas:

- Não sentir mais tesão pelo que faz, de tanto que já fez.
- Estafa mental.
- Cansaço físico: chega um momento em que o trabalho cobra do corpo.
- Burnout.

---

2. O QUE é etarismo e qual seu impacto na vida do idoso. **Sociedade Brasileira de Geriatria e Gerontologia**, São Paulo. Disponível em: https://www.sbgg-sp.com.br/o-que-e-etarismo-e-qual-seu-impacto-na-vida-do-idoso/#:~:text=Quem%20nunca%20ouviu%20a%20frase,contra%20pessoas%20com%20idade%20avan%C3%A7ada. Acesso em: 1 jun. 2023.

Sigamos com exemplos de crises externas:

- Atualizações tecnológicas difíceis de acompanhar.
- Competitividade desenfreada.
- Mudanças comportamentais do mundo e da sociedade difíceis de seguir.
- Etarismo (de novo ele; mais à frente vou me debruçar mais sobre o tema).

No mundo corporativo, as crises externas são mais recorrentes do que as internas. Isso acontece porque, infelizmente, o sistema é cruel, como você bem sabe. Certamente você se lembra de alguém que perdeu o emprego, vítima de um ou mais exemplos de crise externa que listei. Talvez a pessoa de quem lembrou até estivesse com seu dilema interno ou em vias de "estourar", vitimada pelos problemas externos que enfrentava, e possivelmente isso ajudou a empresa a tomar a decisão de demiti-la. Isso mostra que a combinação de fatores internos e externos gerou a situação da perda do emprego.

Uma vez apresentada a analogia entre as crises de meia-idade e a externa ou interna, podemos afirmar que, sim, essas crises existem. O mais grave é que elas geralmente acontecem quando profissionais chegam em pontos incríveis de suas carreiras!

O antídoto é a atitude transformadora de **empreender**.

Diante da **crise interna**, empreender é **criar uma estratégia de sobrevivência emocional** em que se deve investir em tudo que deixará a sua cabeça e o seu corpo no lugar, como terapia, academia e, acima de tudo, tempo para si.

O empreendedorismo aqui consiste em tirar do papel – e executar – um plano de cuidados pessoais que tenha tanta prioridade quanto a sua própria carreira ou que, ao menos, caminhe em sintonia com ela. Usar a estratégia de sobrevivência emocional empreendida

A carreira se consolidou, mas a crise bateu. O que fazer?   61

EMPREENDER É CRIAR OPORTUNIDADES!

significa abrir um caminho para driblar a crise pessoal e ter o máximo de atenção consigo. Isso implica separar um tempo para viajar, comer bem, dormir melhor, estar em família, exercitar-se e cuidar da cuca. Perdoe-me pelo clichê da analogia "carreira – carro", mas criei uma frase que, para mim, faz muito sentido: um carro veloz pode ou não aumentar sua velocidade, mas ele não chegará a lugar nenhum se não estiver em dia com seu mecânico. Se você não se cuidar, quem o fará?

Considerando o perfil, a velocidade de tantas carreiras de sucesso e as demandas pesadas de tantas empresas que conheço, um profissional criar uma estratégia de sobrevivência emocional nessa fase é uma atitude empreendedora e tanto. Parece simples, mas, diante das circunstâncias, dá um trabalho danado e exige um bom esforço. Abençoada seja a empresa e os gestores que olham pelo bom profissional também nessa fase!

Diante da **crise externa**, empreender é **criar oportunidades**! Refiro-me a burlar as adversidades profissionais exteriores, sejam quais forem, com produtividade. É importante frisar que, ao defender o empreendedorismo, eu o faço numa escala **macro**: profissionais, lideranças e empresas podem e devem empreender.

Minha sugestão de empreendedorismo do profissional como resposta às adversidades é no sentido de resolvê-las **dentro da casa**, estimulando toda a engrenagem – chefes/empresa – a fazerem o mesmo! Falarei mais sobre esse ponto da crise externa e o empreendedorismo como resultado da atitude transformadora. E, como de praxe, ilustrarei o que escrevo com passagens da minha vida profissional.

No último capítulo, paramos no momento em que eu entrei no CQC. Enfatizei o quanto aquilo foi transformador e redentor em minha história. E foi mesmo! Em linhas gerais, fiquei cinco anos direto no CQC. E foram anos incríveis, de muito, mas MUITO trabalho!

Lembro que estava tão feliz e tão grato pela oportunidade que me dediquei de corpo e alma ao programa. Eu realmente "vesti a camisa", apesar de o terno e a gravata terem se destacado mais no programa aos olhos do grande público. Se puder dar uma dica a qualquer pessoa, independentemente da idade, diante de uma grande oportunidade profissional, a dica é: **dedique-se**! Aproveite muito, mas rale muito também! Honre o investimento de quem contratou você.

Algumas pessoas limitam o próprio trampo impondo regras um tanto absurdas. Isso me dá muita preguiça. Eu me recordo de um post que viralizou no Instagram com o texto de uma jovem direcionado a algum profissional do processo seletivo de uma empresa. Ela falava que abria mão de continuar tentando a vaga depois de ter descoberto que teria que trabalhar todos os dias em horário comercial e "não estava a fim de deixar de ir à academia pelas manhãs" *(sic)*. Mais que isso, ela enfatizava que morar com os pais era uma situação cômoda e que preferia continuar assim.

Agora eu lhe pergunto: por acaso uma pessoa assim valorizaria uma oportunidade profissional? Jamais! Ah, essas pobres criaturas que esperam viver como *influencers* à base de permutas e monetização de *views* nunca saberão o tesão que é construir uma carreira! Algu-

DIANTE DE UMA GRANDE OPORTUNIDADE PROFISSIONAL, A DICA É: DEDIQUE-SE!

mas coisas parecem óbvias, mas, para uma quem é instagramável demais e trabalhadora de menos, temos que dar o exemplo sobre como é dedicar energia, tempo, amor e gás a uma grande oportunidade de trabalho. E parece elementar dizer que esse tipo de entrega faz toda a diferença!

Alguém poderá dizer: mas, e a urgência de ter, na paralela, uma vida? Ainda mais com todos os prazeres que existem e que tão habilmente as redes sociais nos mostram? Bom, é tudo questão de conciliar tempo e prioridades.

Uma vez assisti a uma palestra do executivo, administrador de empresas e palestrante Max Gehringer. Em dado momento, ele disse que pessoas que se queixam de não ter tempo para fazer tudo que querem e precisam, incluindo administrar uma carreira bem, deveriam se sacrificar mais e acordar uma hora mais cedo todos os dias. Eu concordo com ele, ainda que entenda o quanto algo aparentemente tão simples nunca proceda em um país de tantas desigualdades e realidades duras – há quem nunca possa sacrificar-se com a tal hora mais cedo por conta de todo um contexto de privações e sofrimentos.

Mas há pessoas que, talvez diretamente influenciadas pelas mentiras das redes sociais, não querem abrir mão dos prazeres, especialmente dos imediatos, sobretudo se alguém fizer o desserviço de garantir a sua subsistência, ou seja, se o sustento dessas pessoas for fácil.

Ainda sobre o quesito **dedicação**, vou contar uma história. O lendário violonista espanhol Andrés Segovia começou a tocar violão aos 4 anos; aos 16, já era músico profissional. Ele faleceu aos 94, ainda dando concertos, aulas de abertura, enfim, trabalhando! Durante sua velhice, ao ser questionado sobre o porquê de seguir se ocupando já tão idoso, era comum que respondesse: "Tenho toda a eternidade para descansar".

Nem todos conseguem chegar ao exemplo de Segovia, é claro, mas podemos e devemos nos dedicar mais ao trabalho, ainda que equilibrando o nosso tempo e a nossa energia com a vida pessoal e os prazeres da vida. Hoje em dia, sabemos, como vivemos por mais tempo, casamos e temos filhos mais tarde.

Voltando ao CQC, eu me dediquei intensamente ao trabalho e colhi muitos frutos disso. Rapidamente, o trabalho no projeto me deu visibilidade suficiente para conquistar contratos publicitários, eventos corporativos, shows de humor sempre lotados, prêmios, reconhecimentos e outras satisfações incríveis. Foi incrível! Cheguei a um ponto tão bacana de visibilidade com o programa que fui chamado por outra emissora, a Record TV, para apresentar programas da casa entre os anos de 2013 e 2014. Com um passe muito bom!

Os programas não tiveram êxito por uma soma de fatores internos e externos, mas eu estava tão bem na fita com o CQC que, dois anos depois de sair de lá, voltei ao programa – novamente como repórter, mas também como um dos apresentadores da bancada, o que significava um prestígio muito grande para mim. Foi meu sexto e último ano no CQC. Em dezembro daquele ano, 2015, oito anos depois de sua estreia, o programa chegou ao fim na tela da Band.

Sobre minha volta ao CQC, quero dar uma dica preciosa a quem me lê: **saiba sair dos trabalhos pela porta da frente; é por ela que você pode e deve voltar um dia – e valorizado!** É essencial deixar uma empresa em bons termos; é preciso que isso seja feito com respeito, gratidão, transparência, ética e amor. Diante disso, a possibilidade de voltar um dia não só é possível, como evolutiva. Certamente você se lembra de casos de profissionais que voltaram à firma melhores do que quando saíram, não só porque somaram conhecimentos que valorizaram seus passes, mas também pelo legado deixado e pela maneira com que partiram. Portanto, enterre aquela ideia caricatural de mandar o chefe para "aquele lugar", por melhor que seja a chance e ainda que a vontade de o fazer seja sufocante! Nunca, jamais, em hipótese alguma, fale publicamente mal de quem empregou você. Nunca se sabe as voltas que o mundo dá. Eu já caí nesse erro e me arrependi muito.

Voltemos ao que aconteceu comigo profissionalmente a partir do CQC e que me obrigou a ter uma atitude transformadora naquele "momento da carreira consolidada". Como já havia colocado, a atitude transformadora de **ousar** na fase anterior da minha trajetória me colocou na fase a que me refiro no capítulo que você lê agora.

De tão infeliz que me via naquele momento da jornada profissional, vislumbrei um ponto que queria alcançar, me organizei para chegar até ele e, na hora exata, ousei! Da reunião para a vaga de produtor, consegui a de repórter. E, entre uma saída para ganhar mais experiência como apresentador de TV em outra emissora e a minha volta, fiquei seis anos no CQC.

As coisas estavam tão boas na minha carreira artística que a visibilidade do programa me possibilitou tirar do papel um monte de projetos com que eu apenas sonhava.

- Publiquei dois livros: um de comédia (*Meu azar com as mulheres*, de 2015) e um de prosa e poesia (*Memórias de zarabatanas*, de 2018).
- Os audiolivros que me aventurei a gravar discretamente antes do CQC ganharam força com o programa. Lancei seis deles, sendo quatro com obras de Machado de Assis, um de José Mauro de Vasconcellos e um meu.
- Consegui convencer parte do meu público de que também sou músico. Eu tinha um CD demo de violão solo lançado antes do programa; quando ele acabou, já tinha lançado mais dois – outro de violão e um de pop-rock (hoje são sete).

- Fiz recitais de violão em locais incríveis com públicos para os quais nunca imaginei que poderia tocar violão solo.
- Meus shows de humor viajaram para centenas de cidades do Brasil. Com o primeiro solo que fiz (já estou no quarto) durante a fase do programa, me apresentei em quase todas as capitais do país (só faltou Boa Vista, em Roraima). Também levei os shows para algumas cidades do México, dos Estados Unidos e do Japão.
- Criei projetos especiais de música e humor, com shows legais (como o *Música Divertida Brasileira*).
- Passei a ser um nome forte da publicidade, que chegou a customizar campanhas específicas para mim.
- O mesmo aconteceu com o mercado corporativo: seja como palestrante, mestre de cerimônias, improvisador, ator ou mediador, passei a ser contratado pelas melhores agências para eventos importantes e com as marcas mais relevantes que você puder imaginar.
- Tive meus próprios programas de rádio.
- No meu último ano de CQC, o meio do audiovisual entendeu que eu era, também, um bom apresentador de TV. Eu já tinha mostrado isso nos dois anos em que estive na Record TV. Na última fase do CQC, além de coapresentar o programa, eu também era apresentador do canal Comedy Central, onde ainda acumulava o papel de protagonista de meu próprio reality, o *Dirige Rafa*, em que eu me dispunha a, finalmente, aprender a dirigir um veículo (trabalhei tanto na vida que só fui conseguir isso aos 38 anos).
- Também no meu último ano de CQC, passei a ter meu próprio canal no YouTube. Era o *Love Treta*, que só acabou em 2020 por culpa da pandemia – e isso depois de centenas de vídeos e milhares de *views*.

- Por fim, com o CQC passei a administrar minhas redes sociais e a capitalizar algo delas com base nos mais variados conteúdos feitos para milhares de seguidores.

Em resumo, o CQC atendeu o meu desejo de mostrar ao mercado que eu tinha (tenho ainda) uma carreira multifacetada na área de Comunicação e Artes. Foi algo incrível, fantástico, delicioso e inesquecível.

Depois que o programa acabou, fui rapidamente absorvido pela Rede Globo de Televisão. Lá, passei a fazer reportagens para o finado *Vídeo Show*, que, volta e meia, me colocava também como coapresentador de sua bancada. Foi a realização máxima de um sonho. Que profissional apaixonado por Artes e Comunicação não sonha em trabalhar na Globo? Pode ser que hoje, com a diversidade de ofertas profissionais e tantas novas plataformas, não seja mais assim. Mas, em 2016, quando migrei para lá, estar na *Vênus Platinada* era o ápice da carreira.

Ao término de 2017, encerrava meu segundo ano de contrato com a Globo. Nesse tempo, além do Vídeo Show, também trabalhei no programa *Pop Star* como um dos competidores-cantores (era muito legal) e, PASMEM!, tive meu próprio quadro de humor no BBB 17. Eu mediava debates sobre o reality. Ou seja, até pelo *Big Brother* eu passei!

Paralelamente, seguia com shows, eventos, projetos especiais, discos etc.

Então veio a **adversidade**. Lembre-se de que estamos no "momento da carreira consolidada, mas abalada por alguma crise pessoal ou externa".

Fechei o capítulo anterior alegando que "o mais difícil não é chegar lá, mas sim manter-se lá". Pois foi exatamente isso que rolou. Primeiro de tudo, é bom dizer que o tal "lá" é relativo, ok? Cada um sabe qual sua meta a alcançar e qual "lá" é o ideal para sua carreira. Seria o seu "lá" ganhar muito mais que as outras pessoas? Construir planos de carreira incríveis? Ter reconhecimentos e ganhar premiações? Ou simplesmente conquistar estabilidade? Aí é pessoal, cada qual que eleja o seu.

Eu cheguei aonde eu queria. Em um ponto da carreira em que meu nome tinha destaque, a solidez do meu tempo de estrada e a qualidade da minha entrega podiam falar por mim, com os melhores contratos e trabalhando para e com os melhores do meu meio. Acima de tudo, me via sendo respeitado por meu perfil de artista e comunicador multifacetado. Mas, na falta de uma crise para motivar minha atitude transformadora naquele momento tão sólido da carreira, eu tive duas: uma, pessoal, e outra, profissional.

A de ordem pessoal foi: fiquei cansado! Eu fazia tanta coisa simultaneamente, e por tanto tempo, que senti falta de ter tempo para mim, de me dedicar à namorada da época, de passar mais tempo com amigos e família, de viajar mais a lazer, comer e dormir bem e, acima de tudo, ter uma agenda mais flexível.

A de ordem profissional foi que fiz uma aposta errada. Comecei a ficar frustrado por não fazer parte do núcleo de humor da Globo (ele existia em 2017) e conversei com o Boninho, então diretor de Variedades. Na época, ele disse que não conseguia me ajudar a migrar do núcleo em que eu estava para o que eu queria e que meu contrato com a Globo só era garantido onde eu me encontrava. Mais: pediu que eu tivesse paciência e seguisse com um plano de carreira já desenhado para mim. Seria preciso esperar um pouco e trabalhar em outras coisas na TV.

Em suma, era preciso ter experiência maior na casa e, consequentemente, um dia eu poderia chegar no meu "lá", que era estar ainda na emissora, mas como humorista. Só que eu, que já andava cansado mesmo, acreditei demais na minha força e optei por não renovar meu contrato com o Boninho. Imaginei que, livre no mercado, eu seria rapidamente sondado pelas emissoras concorrentes e que isso faria o pessoal de humor da Globo finalmente me dar valor e me oferecer um novo contrato.

O MAIS DIFÍCIL
NÃO É CHEGAR
LÁ, MAS SIM
MANTER-SE LÁ.

Que engano! Superestimei minha relação com a casa. Não percebi que não era o tipo de empregado que tinha muita moral, tempo de casa etc. e achei que **merecia** essa consideração. Na verdade, com o meu "tudo ou nada" na Globo naquele final do segundo ano de contrato, também superestimei minha trajetória profissional e meu nome.

A consequência: comecei 2018 sem contrato com ninguém.

Além disso, somou-se aqui uma **terceira** adversidade: o depauperamento do meio televisivo como um todo no Brasil. O comportamento do espectador mudou muito, e isso já estava acontecendo anos antes da minha crise. Tal fato explica por que a concorrência, com quem eu tanto contava para me contratar como plano B, não o fez.

As outras plataformas de entretenimento ficaram mais fortes: do *streaming* nem há o que questionar. O consumo *on-demand* cresceu. As TVs abertas mudaram o modelo de negócio com seus talentos e passaram a abolir contratos longos para priorizar efetivações por obras pontuais e, claro, pagando bem menos. Ao mesmo tempo, visando diminuir custos de produção, passaram a produzir menos conteúdos novos e a comprar formatos de fora – ou, no caso de algumas TVs, a entupir suas grades de reprises.

E o que dizer da tão conhecida pandemia do covid-19, que explodiu no começo de 2020? Eis um caso extremo de crise externa que tanto enfatizei existir e que tanto exige a nossa reação com empreendedorismo.

Quando a pandemia fez todo aquele estrago no planeta inteiro, certamente não poupou o mercado audiovisual. Com ela, rolou a "pá de cal" que todos já conhecem: o que estava ruim ficou pior. Investimentos de menos, crise em excesso e o espectador consolidando ainda mais, por conta do confinamento, seu perfil de explorar conteúdos onde bem quiser – e todo mundo parece que virou produtor de conteúdo, vocês lembram? Era live o tempo todo, de todo mundo, porque todos tinham tempo livre em excesso e confiança demais em seus próprios algoritmos.

A carreira se consolidou, mas a crise bateu. O que fazer? 71

Por mais que eu sempre tenha tido uma carreira multifacetada, minha maior aposta (e receita também) era a TV. E a projeção com ela alimentava todos os meus demais produtos. Como eu poderia vender ingressos sem visibilidade?

Esse era o Rafael Cortez de 2018: em um momento incrível da carreira, consolidado, mas vivendo uma baita crise de mercado agravada por uma escolha errada, nascida da exaustão e de um erro de estratégia. Na minha cabeça, eu havia fracassado, mas sabia que teria que tomar alguma atitude transformadora para virar o jogo. E eu já conto a vocês como isso se deu.

Vamos fazer uma rápida pausa no raciocínio para falar daquilo que o mercado tanto teme e que os profissionais tanto evitam mencionar, mas que pode acontecer (com você, com a sua empresa, com todo mundo): o **fracasso**.

11

Deu tudo errado... e agora?

A primeira coisa a ser feita é: tenha calma! Acho importante falar sobre o **fracasso** nesse capítulo e explico o porquê.

Na maior parte dos eventos corporativos que faço, é de praxe fazer algumas reuniões de alinhamentos com os meus contratantes. Afinal, se serei o apresentador da convenção de vendas de alguma empresa grande, é natural que, por mais que tenha feito bem a "lição de casa", eu queira saber mais sobre ela, especialmente qual o objetivo do evento e, mais ainda, no que posso somar de melhor para que nossa parceria seja incrível.

Nessas situações, além de tranquilizar os meus contratantes, alinhando suas expectativas a meu respeito, gosto de saber o que de fato posso fazer como contratado – e o que jamais deve ser feito. É comum ouvir desses clientes instruções sobre o dress code, já que em muitas empresas a cor x ou y do MC deve ser evitada por remeter a concorrentes. Falando neles, é mais comum ainda que contratantes detestem a simples ideia de eu mencionar seus adversários, mesmo como piada.

Agora, se tem uma coisa que 9 entre 10 dos meus contratantes evitam ao máximo – e me pedem para fazer o mesmo – é falar sobre **fracasso**. Às vezes, minha atuação se dá em uma empresa que não bateu a meta no ano passado. Pior: passou por uma situação horrível que reverberou publicamente ou está vivendo algo terrível como consequência de uma sucessão de erros. Todo mundo lá dentro sabe que a coisa não está boa e passará o evento fingindo não perceber isso. Até porque, se não tocar no tema é um pedido de quem me paga, quem sou para fazer o contrário?

Uma coisa que aprendi depois de muito tempo no mercado corporativo é seguir à risca o que manda quem paga o cheque. Minha vaidade de falar o que acredito ou de sustentar as piadas que queria, mesmo na contramão do meu *briefing*, está enterrada há muito tempo. Quem opera com essa insubordinação é gente deslumbrada com o próprio sucesso ou que se leva a sério demais.

Agora, o fato de obedecer ao meu cliente não me impede de discordar dele. E eu discordo veementemente do silêncio sepulcral que muitas empresas adotam ao evitar falar de fracasso. Veja, até a palavra é pesada. Prova de que esse tema é um verdadeiro tabu empresarial está também nas palestras que já vi. Comentei que assisti a muitas, muitas mesmo, e, de fato, não me recordo de nenhuma em que o palestrante falasse de fracasso. Dizem que traz mau agouro!

Na minha palestra de alguns anos atrás, a aposentada *Apostando na carreira*, optei por dedicar um tempo falando sobre meus erros na profissão – de tabela, falava de erros das empresas e de demais profissionais. Sempre que começava a abordar o tema maldito, havia um mal-estar geral, mas era só adentrar melhor no conteúdo que as pessoas começavam a relaxar.

O segredo é que eu mostrava que dar errado não é o fim da linha e que fracasso que nasceu de processos com planejamento e plano B não custa empresas e carreiras. Ao término dos meus *speeches*, as pessoas estavam sempre mais tranquilas e, em muitas ocasiões, eu soube que as marcas contratavam minha palestra porque ela justamente ressignificava o conceito do fracasso. Precisamos aprender com os nossos erros e não deixar que eles virem um bicho de sete cabeças.

Fazendo uma analogia barata: você se distraiu no trabalho, errou um relatório e tomou uma bronca do chefe. O seu erro já rolou e custou um mal-estar. Vale a pena voltar pra casa de mau-humor por conta disso e arranjar uma briga com alguém da sua família? Não! Acalme-se e deixe que a única coisa ruim do episódio fique no escritório – e esmere-se para reverter isso. Claro, para que o episódio não abale seu emocional além da conta, presume-se que você tenha a cabeça boa, a mente no lugar, que não se deixe levar pelas emoções.

Do mesmo modo funciona uma carreira. A gente coloca a cabeça no lugar diante de uma crise para que ela não ganhe uma dimensão além da esperada. E usa os melhores recursos para poder sair dela.

Quando mencionei que "dar errado não é o fim da linha", talvez tenha feito você se lembrar de um monte de histórias clássicas de tombos de empresas e pessoas que, depois, deram a volta por cima, não é? Pense, por exemplo, na gravadora londrina Decca. Ela abriu mão de assinar um contrato com uma grande banda. Tudo bem que a banda talvez tenha merecido a recusa por estar em seus primórdios e não ter ainda a formação clássica de integrantes. Reza a lenda, os "meninos" teriam feito um teste sem graça e regado de ressaca da virada de um Réveillon. Pois os recusados foram os Beatles, só que sem Ringo Starr na bateria. Com o sucesso que fizeram logo depois, podemos imaginar o desespero dos produtores da Decca. Mas eles aprenderam com o erro e, anos depois, contrataram outros garotos talentosos: os Rolling Stones.

Do mesmo modo, lembremos do clássico erro da gigante Coca-Cola nos EUA em abril de 1985. Nesta ocasião, ela anunciou publicamente que deixaria de fabricar a queridinha dos consumidores com a fórmula clássica que a consolidou, para horror e espanto de milhares de consumidores que se sentiram imediatamente órfãos! E por qual razão? Por perceberem a concorrente Pepsi ganhar terreno e ser melhor avaliada em testes cegos que promovia em uma inteligente campanha de marketing, o "Pepsi Chalenge". A rival da Coca-Cola mostrava que, quando provados sem rótulos em pesquisas de sabor, os consumidores preferiam o sabor mais adocicado de Pepsi.

Com medo do avanço da rival e certa de que o problema de fato residia em sua fórmula, a Coca-Cola "meteu os pés pelas mãos" e causou tanta comoção que diversas cidades americanas protestaram e foram feitas ruidosas campanhas contra a nova bebida.

Conclusão? Quando a Coca-Cola entendeu o tamanho de seu equívoco, voltou atrás. Quando decidiram mudar tudo, seus executivos não tinham considerado alguns quesitos como, por exemplo, "memória emotiva" e fidelidade à marca. Em apenas 79 dias – sim, 79 dias! – tudo estava revertido, e o produto original não voltou a ser questionado.

Histórias como essas existem e precisam ser compartilhadas para vermos uma "luz no fim do túnel" no comparativo com as nossas próprias histórias. Elas existem tanto do ponto de vista das empresas quanto de seus profissionais. Todos os dias, milhares de pessoas quebram a cara no trabalho por alguma atitude ou estratégia impensada. A maior parte volta ao mercado com mais "sangue nos olhos", disposta a não repetir os mesmos erros e, mais ainda, a dar a volta por cima. Por que seria diferente com você?

Quando escrevi que "fracasso que nasceu de processos com planejamento e plano B não custa empresas e carreiras", é por conta do que parece óbvio, mas que precisa ser dito: estamos falando de contratantes e contratados que **não estão brincando de fazer negócio**. Portanto, é evidente que têm, ao menos, algum estofo e bagagem para driblar o pior do fracasso, que é fechar as portas.

Lembre-se disso: **fracasso é um episódio ruim que marca uma história. É preciso lutar para que ele não ganhe o status de algo que encerra o trabalho**. Quando a Decca recusou os Beatles e a Coca-Cola se perdeu em ignorar a tradição de seu produto, ao menos alguma margem de erro calculada por seus executivos prevenia sobrevivência à falha, revertê-la, criar um plano B ou aprender com o episódio ruim em passos futuros. Algo assim certamente deveria estar na manga.

O que quero deixar claro é que, se profissionais e empresas tiverem feito a "lição de casa" corretamente, existe uma possibilidade enorme de dar a volta por cima depois.

FRACASSO É UM EPISÓDIO RUIM QUE MARCA UMA HISTÓRIA.

Mas, em que consistem essas lições de casa?

- Mapear todas as possibilidades de acerto e prejuízo diante de qualquer ação, ou seja, conhecer os prós e os contras do que será feito.
- Diante da chance de acertar, pensar na sustentabilidade da ação. Seria um "tiro de 12" ou algo que tem duração?
- Ante a possibilidade de dar tudo errado, há como reverter? Há um plano B a ser executado imediatamente? Se sim, qual?
- Fazer um controle orçamentário: há dinheiro em caixa para ousar e se manter caso não dê certo? Não havendo, vale tentar? Melhor não!

O elemento comum em todos esses pontos é o **planejamento**, tanto para tomar uma iniciativa mais ousada, que pode ter frutos se der certo... ou prejuízos, caso não – quanto para armar o contra-ataque rápido e eficaz, o chamado "plano B", se o fracasso vier.

Coloquei tudo isso como prova de que fracasso nas empresas e junto a seus funcionários não deve ser tratado como um trauma, um câncer, um tabu. É preciso cogitar, sim, a possibilidade de as coisas falharem e criar um comitê de gestão de crise. Deu errado? É aprender com o erro, resolver e ir para o planejado contra-ataque.

Deu tudo errado... e agora? 77

Deu certo? Happy hour por conta da empresa para todos – e com champanhe!

> Agora, e quanto a você que me lê: se lembra de ter passado por algo assim? Como você lidou com a situação? Mais ainda: alguma iminência de fracasso por conta de algum erro ameaça a sua história e a da sua empresa? Pensando no que escrevi até aqui, você encontra meios de resolver e não deixar que isso vire um tsunami?

Agora que penso ter desmistificado o fracasso, vamos voltar à minha história e conhecer a atitude transformadora que tomei quando errei uma estratégia e coloquei em risco uma carreira que parecia estar consolidada.

12

E como você superou esse fracasso, Rafa?

Primeiro, eu confiei em tudo o que havia realizado na minha carreira até aquele momento e nos meus planos B. Segundo, eu empreendi. Como sou um cara que sempre recapitula o livro, estamos naquele momento em que abordo a carreira consolidada.

Defendo que, nessa fase, as adversidades de ordem pessoal podem e devem aparecer. Recomendo a atitude transformadora para esse período da jornada, ou seja, **empreender**. Se a crise é de ordem pessoal, o empreendedorismo é **criar uma estratégia de sobrevivência emocional**. Se é de ordem profissional, o empreendedorismo é **criar oportunidades**.

Voltando ao ano de 2018, me peguei sem o emprego na maior emissora do Brasil, a Globo, uma vez que abri mão de renovar meu contrato por estar cansado (problema de ordem pessoal) e ter feito uma aposta errada de que minha não renovação "abriria os olhos" do núcleo de humor da casa para mim – na "pior" das hipóteses, já que eu parecia estar tão bem que a concorrência me contrataria (problema de ordem profissional). É claro que eu fiquei muito frustrado, muito mal!

Eu vinha de 10 anos de contratos ininterruptos na TV aberta – cinco na Band, dois na Record TV, mais um na Band e dois na Globo. Eu adorava me ver como parte do jogo das TVs. Eu era, efetivamente, um nome em atividade da TV aberta brasileira: um repórter e apresentador.

Minha primeira atitude transformadora naquela fase veio de modo quase imediato. Como parte do problema nasceu de uma ação pessoal (o meu alegado cansaço), logicamente fui descansar naqueles primeiros dias. E foi ótimo!

Na sequência, quando as horas de sono já estavam repostas, intensifiquei meus cuidados pessoais: terapia pra me sentir menos *loser*, academia pra gerar endorfina e serotonina (fazem um bem danado), o benefício de toda uma rede de proteção de amigos, aconselhamentos profissionais com quem sabe mais que eu, amores, vinhos, passeios e tudo a que tinha direito. Foi minha estratégia de sobrevivência emocional.

Paralelamente (não tem uma regra sobre como se equilibram esses cuidados pessoais e profissionais, mas sinto que é tudo ao mesmo tempo agora), fui para a parte de criação de oportunidades como atitude transformadora, resultante do problema profissional em si. É importante salientar que os rumos que sua carreira tomou até esse ponto falarão mais alto por você.

O escritor Antoine de Saint-Exupéry, autor do clássico imortal *O Pequeno Príncipe*[1], tem uma frase amplamente difundida: "Tu te tornas eternamente responsável por aquilo que cativas". Ela é repleta de significados, abordando especialmente que "aquele que é amado passa a ser responsável pelo outro, por aquele que nutre o afeto por si". Mas eu gosto de interpretar essa frase em sentido mais amplo, o de sermos

---

1. Saint-Exupéry, Antoine de. **O pequeno príncipe.** São Paulo: Melhoramentos, 2017.

responsabilizados por tudo aquilo que plantamos de bom e de ruim, o que também se aplica à vida profissional.

Assim, quero dizer que aqueles que tiveram boas condutas no trabalho, souberam ser éticos e verdadeiros, cresceram sem passar a perna em ninguém, capricharam no networking, estudaram, ouviram mais do que falaram (e, quando falaram, sabiam bem o que diziam), prezaram por adquirir conhecimento e dividi-lo, dentre tantas outras características, colherão frutos positivos, mesmo na pior experiência. Do mesmo modo que rola com quem soube guardar dinheiro, criar uma nova oportunidade de trabalho paralelo e tornar-se "camaleônico" em mais opções profissionais para o mercado lembrar de contratar.

Acho desnecessário fazer qualquer tipo de sermão no caso de você não colher, num momento delicado, nada de bom a que me referi por não ter tido todas essas preocupações. Definitivamente, acredito que escrevo para os bons profissionais, para os que atuam com virtudes, princípios e valores exemplares. E gente assim sempre anda do lado certo e se antecipa às crises, fazendo-se lembrar pelas qualidades e estratégias idôneas e assertivas de continuidade da carreira. Se você é o oposto de tudo isso, dificilmente sairá da roubada em que se meteu e, convenhamos, é bem provável que isso seja merecido.

A barra pela qual passei foi pesada, mas teria sido pior não fossem três fatos que cito a seguir.

- Minhas boas condutas de carreira e relacionamentos, assim como todos os meus valores, facilitaram as retomadas profissionais. As portas nunca estiveram totalmente fechadas, e isso é uma bênção em momentos de crise, já que por "n" outros fatores abri-las passa a ser uma tarefa complexa.
- Eu soube prever o momento de crise com a convicção de que meu tempo, fama e poder acabariam um dia. Portanto, juntei dinheiro e coloquei minha cabeça no lugar. Não me deslumbrei tanto (é impossível não se deslumbrar pelo menos um pouco, e

quem disser o contrário provavelmente está mentindo) e mantive os dois pés no chão. Foi vital me lembrar de uma frase que o grande apresentador, diretor e ator Antônio Abujamra me disse em uma entrevista nos tempos gloriosos de CQC: "Não acredite nem no fracasso nem no sucesso; os dois são impostores!"[2]. Penso nisso até hoje.

- Mantive minhas outras profissões ativas. Não deixei de fazer stand-up, mesmo quando a TV me exigia demais. Também nunca abandonei a música, o mercado corporativo ou os demais trabalhos de outras áreas. Minha aposta na multifacetação ajudou, e muito, nessa fase. Não tinha mais a TV, que era de onde vinha o grosso do dinheiro e do auxílio midiático para todas as outras apostas profissionais. Porém, mesmo vendendo menos ingressos e em locais mais modestos, mantive minha cabeça ocupada, paguei as contas com o cinto apertado e, o mais importante de tudo, eu me senti digno.

E aqui entra a parte do empreender: **criar oportunidades**. Ainda que eu permanecesse trabalhando em diversas áreas e com outros projetos, percebi que o que eu queria mesmo era continuar trabalhando na TV. Como fazer para isso acontecer?

Passado um bom tempo tentando ser chamado para o núcleo de humor da Globo ou em alguma emissora concorrente, caiu uma ficha: Rafael Cortez, ninguém vai te ligar. O que agravou ainda mais a situação foi a pandemia, que interferiu, e muito: como já coloquei, os hábitos dos consumidores de conteúdo mudaram; eles passaram a ter muitas outras plataformas para consumir um entretenimento cada vez mais personalizado – fora o tanto de gente que entrou como meu concorrente direto ou indireto!

---

2. TV Cultura. Provocações: Rafael Cortez. YouTube, 2011. Disponível em: https://www.youtube.com/watch?v=NTXnqfMQKZE. Acesso em: 06 jun. 2023.

Me veio algo à mente: Rafael, não espere que os convites cheguem, pois a realidade da TV mudou, e o funil apertou de vez para os artistas. Se quer voltar a ter contrato na TV, **crie você mesmo um produto que seja especial e o ofereça!**

Há algum tempo sou partidário desta verdade: estamos em tempos de criar oportunidades e não de esperar que elas aconteçam ao acaso.

CRIE UM PRODUTO QUE SEJA ESPECIAL E O OFEREÇA!

Se alguém fuçar bem a minha história, verá que o empreendedorismo já era algo meu desde muito cedo. Eu queria comprar mais doces e gibis do que a mesada dos meus oito anos permitia. Aí, decidi vender os meus próprios desenhos na vizinhança e resolver meu problema.

Com dez para onze anos, eu queria fazer o jornal da classe na escola. Tinha lido na Folhinha[3] uma história de crianças de colégios particulares de São Paulo que faziam isso – e morri de inveja! Quando tentei a sorte na minha, a Aristides de Castro, uma instituição pública e sem recursos, todo mundo dizia que não dava e que não seria possível. Pois a *Gazeta do Aristides* durou dois anos por conta de uma série de parcerias que eu e meus amigos criamos com uma escola particular, pais investidores e alunos mais velhos.

Tenho outros exemplos que poderiam enfatizar como sempre fui de correr atrás e nunca aceitar a realidade quando ela vai na contramão dos meus desejos, necessidades e sonhos, mas não quero perder o foco. O propósito deste capítulo é reforçar o quanto acredito no empreendedorismo.

---

3. Suplemento infantil do jornal Folha de S. Paulo criado na década de 1960.

ESTAMOS EM
TEMPOS DE CRIAR
OPORTUNIDADES E
NÃO DE ESPERAR
QUE ELAS
ACONTEÇAM AO
ACASO.

Este é um livro para que você assuma o **protagonismo** da sua vida e faça a sua história.

Empreendedorismo nada mais é que criar oportunidades como atitude transformadora nessa fase da carreira consolidada, considerando que é quando os profissionais estão mais maduros e seguros para isso. Se é sua característica ser empreendedor desde cedo e em outras fases anteriores, bom demais, ainda que o risco de errar em ideias, estratégias e iniciativas seja maior, dada a precocidade da carreira e a famosa inexperiência.

Eu me recordo que, ainda em 2018, sentei com o Flávio Silva, um grande parceiro de trabalho que tive (lembre-se: somar forças com mais gente vai ajudar você a ter mais eficácia, eficiência e efetividade na ação) e falei da minha vontade de voltar às telas, mas com algo que eu mesmo pudesse propor, pois parecia a única maneira de me ver no ar. Ele me pediu para contar tudo que eu gostaria de fazer.

Dentre outros projetos, comentei sobre uma ideia que eu tive em 2012 e que estava guardada na gaveta após poucas tentativas de realizá-la. Era um talk show a ser gravado dentro de uma faculdade, com estudantes de vários períodos do curso de Comunicação Social, trabalhando comigo em todas as funções para já ganhar, ainda nos cursos, prática de mercado. Algo de impacto social efetivo, com o empoderamento da juventude e real criação de oportunidades. O Flávio adorou a ideia e me estimulou muito a transformá-la em realidade.

Nesse dia e desse papo, nasceu o pretexto ideal para falar com programadores e agentes de TV, ou seja, **criamos uma oportunidade**. Afinal, se eu não era chamado para trabalhar nos projetos dos outros, será que poderia trabalhar no meu?

Insisto que sua conduta, suas posturas e seu perfil de trabalho estejam sempre idôneos. Você vai precisar ter "ficha limpa" para ser recebido pelas pessoas com sua criação debaixo do braço pedindo uma oportunidade. Como fiz bem essa lição de casa, não foi difícil conseguir um encaixe nas agendas dos executivos de TV para expor minha ideia.

Acontece que, por mais que diferentes emissoras gostassem do que eu propunha, nenhuma queria testar o produto no ar sem um piloto (ou seja, um episódio válido já comentado, criticado e estudado pelo público e pelo mercado). E pilotos de TV são sempre caros. Elas queriam um "teste valendo", mas não estavam dispostas a pagar.

Percebemos, Flávio e eu, que teríamos de testar o talk show em algum lugar que não fosse uma TV, mas que tivesse um perfil parecido e nos oferecesse um produto para servir de isca para as emissoras. Em outras palavras, entendemos que teríamos de fazer o projeto primeiro na internet.

Em tempos em que a internet é tão forte, com tantos portais, redes sociais, aplicativos e o que mais possa surgir, não entendo como pode haver tanta ideia boa morrendo no ar. Centenas de pessoas abandonam projetos e criações todos os dias por acreditar que, sem parceiros, locais ideais e investimentos corretos, nada pode rolar. Eu sempre questiono: será que essas pessoas ao menos tentaram algo parecido na internet? Sob muitos aspectos, a internet é cruel. Para mim, as redes sociais emburrecem, e muito, as pessoas: elas passam a consumir conteúdos com a velocidade dos dedos nas telas e "vitrines" de consumo em Facebooks e Instagrams da vida, que mostram produtos cada vez mais apelativos e pobres.

No entanto, no sentido de democratização das oportunidades, não há o que falar. Mesmo sem dinheiro para monetizar um conteúdo na internet, é evidente que você pode criá-lo, postá-lo, testar os resultados e, com sorte, até viralizar e colher louros.

Profissionais e empresas que não souberem lidar com o mundo virtual não vão se dar bem neste nosso século XXI; é preciso não só "jogar junto", como também acompanhar as inovações e saber crescer e ganhar com elas. E, quando se trata de empreender, não se esqueça: a internet está aí também para abraçar suas iniciativas e servir de "cobaia" para os seus experimentos.

Nossa tentativa de fazer o talk show na internet deu certo. Em outubro daquele mesmo 2018, que começou tão incerto, eu apresentava, pelo portal Terra, o primeiro *The live show*, em parceria com a Faculdade das Américas (FAM). Foi uma espécie de teste. A ideia era chamar alguma atenção das pessoas, especialmente da TV, e daí partiríamos para um upgrade do projeto.

The live show tinha esse nome porque queríamos um diferencial: fazer do programa um entretenimento 100% ao vivo, principalmente porque isso nos economizava – o orçamento era apertado. Em segundo lugar, porque eram tempos pré-pandêmicos e as *lives* ainda eram uma novidade. (Depois, com a covid-19 e os isolamentos impostos, acabaram virando "carne de panela".)

Em pouco tempo o projeto passou a ser gravado, ainda que o nome continuasse o mesmo. Não conseguimos, com os primeiros episódios no Terra, chamar a atenção de alguma emissora televisiva, mas o portal UOL gostou do que viu e, em 2019, nossa nova temporada, a que estava "valendo", foi transmitida por lá. Mais completa, com convidados mais relevantes, uma embalagem melhor e mais próxima de parecer um programa de TV.

Por diversas razões, o projeto foi uma aula e tanto de empreendedorismo:

- Por ser um programa feito com alunos e de dentro de uma faculdade, corremos atrás de uma instituição que nos atendesse. Foram muitas reuniões com várias, até chegarmos à FAM.
- Desenvolvemos um modo de execução do programa em que a nossa proposta editorial era atendida: tínhamos estudantes nos ajudando, aprendendo conosco, mas também nos ensinando o que queriam ver e como gostariam de fazer o projeto lado a lado. Tivemos que estudar sobre esses jovens, aprender a falar com eles. Com o trabalho em curso, pesquisamos o *modus operandi* dessa empreitada em conjunto, com aulas, encontros e

grupos de trabalho. Foi extenuante, mas profundamente satisfatório: mesmo em pequena escala, sabemos que alimentamos os sonhos de jovens, e hoje inclusive alguns já estão no mercado, como nossos colegas de profissão.

- Como o programa teria custos, ainda que ajustados a um orçamento honesto e raçudo, precisamos correr atrás do dinheiro. A FAM topou ceder o espaço sem nos cobrar nada pelas diárias, assim como trazer os alunos, mas não quis ou não podia entrar com qualquer valor.

- Fizemos várias reuniões com possíveis empresas patrocinadoras. Tivemos que aprender a defender o nosso projeto e encantar as pessoas com ele, pensar em contrapartidas, montar planilhas mil e a falar com agências, empresas e executivos importantes.

- Conseguimos um acordo com uma marca de energéticos, a TNT Energy Drink. Isso só aconteceu porque, como criador de conteúdo, consegui bolar um quadro de talentos universitários que agradou a marca e conversou com o que ela queria naquele momento de mercado.

- Após vários papos com diversos realizadores de conteúdo na internet, criamos uma parceria com nossos veículos de transmissão: primeiro, o site Terra e depois, o UOL. Para isso, pensamos no modelo de negócio, direitos e deveres, tipo de contrato etc.

- Tivemos que aprender a gerenciar o dinheiro do projeto na marra: cotas de patrocínio, planilhas, repasses, prestações de contas e tudo mais. Dada nossa inexperiência e a falta de sorte com o tema, não conseguimos vender outra cota além da TNT. Adequamos o projeto de todas as maneiras, mas, mesmo assim, a grana para produzir acabou, e eu precisei tirar dinheiro do meu bolso.

Faço questão de revelar que meu primeiro grande projeto pessoal em mídia, fruto da minha cachola e do meu empreendedorismo, não só não me deu dinheiro, como trouxe prejuízo. No final das contas, eu paguei para trabalhar.

Você já deve ter percebido que isso é da minha natureza. Do mesmo modo que enalteço meus feitos, sempre aponto os meus erros e mostro onde quebrei a cara. Mesmo correndo o risco de ser mal interpretado por algum crítico ou *hater* de plantão, prefiro seguir assim porque não acredito na romantização de feitos e carreiras, e acho importante expor a realidade.

No mundo real, o buraco é mais embaixo e é preciso dizer que, mesmo empreendendo e fazendo tudo certinho, ainda assim você pode se estrepar. Mas aqui entra a dica de ouro que já foi apresentada no livro: se tudo for feito com planejamento, pensando em prós e contras, e com plano B para "salvar a pele", o risco de empreender continua recompensador. Foi o que aconteceu comigo.

Eu tinha dinheiro guardado para apagar o incêndio, caso ele acontecesse. Não foi bom pagar para trabalhar, mas eu sabia desse risco e podia arcar com ele. Além disso, como parte do meu planejamento, não parei com os trabalhos das outras áreas (shows de humor, eventos, música etc.). Ou seja, minha organização e estratégia para empreender, ainda que a duras penas, funcionou.

Por fim, tudo aquilo que vivi com *The live show* nos portais Terra e UOL valeu a pena, pois a meta foi cumprida. Em outubro de 2021, o projeto foi absorvido por uma TV aberta. Enfim voltei ao ar fazendo o que tanto amo no meio que me apaixona (e pelo qual luto tanto) desde meus primórdios com o Evê Sobral. *Matéria Prima* passou a ser o nome do programa veiculado pela TV mais inteligente do Brasil, a TV Cultura.

13

E se o empreendedorismo parar de ser só uma opção e passar a ser a regra no mercado?

A resposta é: seguir empreendendo! E cada vez melhor, aprendendo com os erros anteriores, aperfeiçoando os próximos passos e fazendo disso um processo que envolva não só as empresas como mais gente ainda. Gente que, como você, almeja êxito.

É importante salientar que, hoje em dia, as coisas estão mudando tanto que, muito possivelmente, o *modus operandi* que se desenha seja a regra de ouro para os próximos tempos: é preciso empreender.

São muitos os indícios de que criar as nossas próprias oportunidades (de novo: assumir o protagonismo da nossa história) seja o melhor a ser feito. Vou listar alguns deles aqui.

- Os mercados estão em constante mudança para se adaptarem aos novos perfis dos consumidores. Por conta da facilidade de pesquisas e ofertas na internet, os clientes têm múltiplas opções, sem contar que seus estilos de vida também mudaram em relação ao perfil do consumidor do passado.

- A vida útil de muitas empresas passou a ser menor. É tanta concorrência e competitividade que muita gente está quebrando antes da hora por não saber lidar com os novos tempos. Eis mais um motivo para empresas também empreenderem.
- Há muita gente concorrendo de modo desleal. Empreender passa a ser uma resposta ética de geração de produtos e oportunidades que vão na contramão daquilo que não queremos como prática de mercado.

E esses são só alguns pontos que destaco, dentre outros possíveis.

Quero falar agora sobre um problema muito grave pelo qual muita gente que me lê pode estar passando. É um problema que, mais do que nunca, requer uma resposta enérgica por meio do empreendedorismo como atitude transformadora: o quase condenável ato de **envelhecer**.

Escrevi, lá atrás, que trataria um pouco do tema do etarismo – o nome dado ao preconceito com pessoas por conta de sua idade. Vamos lá então. Como é cruel que nosso país seja tão fanático por juventude e ingrato para com os seus idosos! O Brasil é completamente deslumbrado por jovens – nesse sentido, acompanha uma tendência mundial, que não é novidade para ninguém. Há muito, mas muito tempo que a juventude é endeusada, romantizada. Romeu e Julieta, do clássico de William Shakespeare[1], morreram apaixonados, injustiçados na concretização do amor, mas lindos, característica principalmente atribuída por serem adolescentes!

A tal fonte da juventude, procurada e idealizada desde que surgiu como uma lenda greco-romana, até hoje inspira um desejo colossal naqueles que almejam manter-se jovens eternamente (como se isso fosse possível). Mas não é – ainda que as harmonizações faciais, cirurgias plásticas e outros "milagres" estéticos tentem nos convencer que sim.

---

1. SHAKESPERARE, William. **Romeu e Julieta**. 1597 (1ª publicação). Em domínio público, disponível em: http://www.dominiopublico.gov.br/pesquisa/DetalheObraForm.do?select_action=&co_obra=15874. Acesso em: 07 jun. 2023.

Lembro o tanto que o CQC, programa que me lançou à condição de figura pública e que mudou a minha vida, era diretamente beneficiado pelo fato de todos, à exceção do âncora, Marcelo Tas, sermos muito jovens. As pessoas eram apaixonadas por nós; elas nos achavam destemidos, fortes e viscerais. Muito disso vinha do fato de que nenhum de nós tinha mais de 35 anos.

Em 2022, em meu programa *Matéria Prima*, na TV Cultura, entrevistei o ator Reynaldo Gianecchini[2]. Dentre várias coisas muito legais que me disse, estava o fato de que sua condição de galã sempre o colocou em episódios malucos de assédios de fãs e que muito daquilo passou depois que ele deixou de ser jovem. "Quando você é jovem as pessoas querem te consumir a todo custo, querem beber a sua juventude", disse. E é verdade!

Nada disso é novidade para ninguém. E, como já coloquei, acontece há muito tempo e em escala global. No entanto, é imperdoável que, em nosso Brasil, essa histeria coletiva com jovens e seus ideais romantizados venha acrescida de uma quase aversão ao que eles se tornam quando envelhecem. Note que nem é preciso ser necessariamente idoso ou idosa para sentir na pele o etarismo; há casos em que a simples proximidade dos 50 vira uma questão gravíssima que pode até impossibilitar um emprego.

Tenho uma amiga megaexecutiva de multinacionais. Beirando os 50, passou anos trabalhando para uma das maiores, a Nike. Um dia, ela decidiu sair para descansar um pouco, ter o tão merecido período sabático. Ocorre que ela já beirava os 50. Ao voltar dele e tentar novas oportunidades de trabalho, passou a ter recusas dos empregadores por estar "velha demais". Nenhuma palavra sobre seu excelente currículo. A idade pesou. Obviamente, a alegação para sucessivos "nãos" não

---

2. CORTEZ, Rafael. **Matéria Prima**. YouTube. Disponível em: https://www.google.com/ search?q=como+referenciar+programa+youtube&rlz=1C1GCEA_enBR934BR934&oq =como+referenciar+programa+youtube&aqs=chrome..69i57j69i64.8787j0j7&sourceid= chrome&ie=UTF-8. Acesso em: 07 jun. 2023.

E se o empreendedorismo parar de ser só uma opção e passar a ser a regra no mercado?

era literal e escrotamente sincera assim, afinal, do mesmo modo que nega ser um país racista, o Brasil não reconhece o próprio etarismo. Só sei que essa amiga, que sempre enfrentou obstáculos por ser mulher (machismo é um absurdo tão grande que não sei nem por onde começar minha revolta!), em pouco tempo passou a ser "aposentada antes da hora". É uma sacanagem e tanto!

Casos como o dela acontecem aos montes, todos os dias. Eu mesmo, que em 2022 completei 46 anos, passei a ser um cara de vida útil profissional questionada. Também vi rarearem as oportunidades, mesmo do alto dos meus privilégios – como ser homem e branco em uma terra tão excludente e preconceituosa como a nossa. O que fiz, e sigo fazendo até hoje (e que também minha amiga agora cinquentona faz), é criar meus próprios trabalhos.

Não posso esperar chegar uma mensagem no meu whats falando que alguma emissora de TV se lembrou de mim. Minha amiga cansou de aguardar uma resposta a seu exemplar perfil no LinkedIn. Ambos arregaçamos as mangas e fomos atrás não só do sonho de sermos nossos patrões com nossos trabalhos, mas também de empregar gente, de tirar esse pessoal das empresas que nos torceram o nariz e, quem sabe, nos tornarmos novamente profissionais desejados por eles – só para os esnobarmos em súplicas envergonhadas de contratações redentoras! Haha! É claro que estou brincando, mas admita: seria a vingança perfeita!

Ser preterido de uma empresa por etarismo é uma grande adversidade de ordem profissional.

Diante da consciência de que você quer e pode trabalhar mais e mais, e sabendo que provavelmente está no seu melhor momento de experiências e maturidades acumuladas, é uma grande injustiça alguém privá-lo de trabalho e desenvolvimento por um motivo tão escroto.

Se você já tentou de tudo para reverter isso pelas vias normais (entrevistas de emprego, perfil atualizado no LinkedIn, papo franco com os chefes, atualizações profissionais com tudo que se tem à mão) e não deu certo, o melhor a fazer é esquecer esse pessoal e criar o seu próprio negócio. E faça isso logo, não só por sobrevivência sua e dos seus – mas também para não cair em depressão.

Caso você esteja começando a sentir o etarismo na pele e, por coincidência, pegou o meu livro para ler nesse momento, aconselho que pule toda a etapa das tentativas formais de reverter o preconceito e parta logo para a criação do seu ganha-pão. Ganhe tempo!

É bem provável que você não faça isso e só aposte no empreendedorismo após tentar seu reposicionamento pelas vias normais – e que passe um tempo lutando contra o sistema. Eu entendo. Quando a gente tem caráter, sempre luta contra as injustiças. Eu fiz a mesma coisa.

Agora, um ponto bem importante: para tirar ideias do papel e transformá-las em negócio, ou seja, para criar seu próprio trabalho – seja startup, loja, produto, o que for: você vai precisar não só de ideias, mas de expertise, vontade e coragem. As duas primeiras, sua experiência garantirá; as duas últimas, a necessidade. Mas é óbvio: você vai precisar de dinheiro!

A primeira coisa que pergunto para qualquer pessoa que sei que está ganhando bem é: você está guardando parte da sua grana? Em geral, atualmente as pessoas estão mais precavidas, perceberam que as coisas andam complicadas. Porém, já vi de perto alguns casos de gente que achou que a fase de sucesso e dinheiro demais não passaria – e, de fato, no auge do poder é difícil acreditar que passará. Mas, creia, passa! E esse pessoal que antes tomava o vinho mais caro e esbanjava hoje está num perrengue danado.

Guardar dinheiro em tempos atuais passou a ganhar uma nova proporção: é algo vital para a sua sobrevivência e a de sua família. Parte dele também será necessária para que você crie suas oportunidades, caso algumas portas se fechem para você. E isso vale para pessoas e empresas. Portanto, procure se organizar e faça um planejamento financeiro!

PARA TIRAR
IDEIAS DO PAPEL E
TRANSFORMÁ-LAS
EM NEGÓCIO, VOCÊ
VAI PRECISAR NÃO
SÓ DE IDEIAS, MAS
DE EXPERTISE,
VONTADE E
CORAGEM.

Agora, se você está nessa fase de carreira em que precisa empreender como resposta a alguma adversidade ou se está precisando empreender em qualquer outra fase e não tem grana, não se desespere: una-se a outras pessoas!

Crie um grupo de planejamento e ação do seu negócio com mais gente que, como você, esteja precisando empreender. Abra o jogo que você não tem como bancar nada agora, mas compense isso com seu trabalho, iniciativa, rede de contatos e o que mais de prático tiver à mão. Coloque esse *know-how* como investimento por hora e obviamente comprometa-se a compensar valores ainda em débito quando o negócio andar.

Acredite, tudo isso é possível, desde que se alie às pessoas certas. Escolha-as a dedo, para não ter um segundo problema além da sua situação profissional.

Por conta de todas as situações ruins que listei no começo do capítulo (como o etarismo e outras questões que podem estar rolando) e que são duras o bastante para você tomar a atitude transformadora de criar suas próprias oportunidades, não tem jeito: você precisa se levantar da cama, sair do papel de vítima e construir algo que voltará a trazer dinheiro e dignidade.

Pode ter certeza de que sofri muito quando as coisas passaram a ficar diferentes para mim. Porém, o fato é que eu só me vi de novo na TV aberta (que era e ainda é onde eu queria estar naquele momento) quando escrevi todo o conceito, fiz a defesa do meu programa e fui atrás de marcas para o patrocinar e emissoras para garantir sua veiculação.

Do mesmo modo, foi aos 45 anos que elaborei minha palestra sobre atitude transformadora. Um ano depois, com ela já sendo contratada por empresas, entendi que ela merecia mais e podia chegar a ainda mais gente – e foi por isso que decidi escrever este livro. Isso quer dizer que, quando começamos a empreender, e especialmente em um certo momento da carreira, não paramos mais. Essa pode ser a melhor resposta à crise pela qual você passa. E a mais necessária, porque você precisa se manter de pé, e trabalhando, para resistir a esse terrível e injusto baque.

14

O negócio é empreender.
Mas como?

De maneira simples na resposta, mas complexa na execução: corretamente! Não é só empreender; é fazer isso direito. Quero enfatizar o seguinte: no mundo corporativo, quem não estiver incorporando o ato de **empreender como resposta às adversidades** acabará alimentando os temíveis dados das estatísticas negativas de mercado. Mas é preciso acertar na estratégia do empreendedorismo para que ele dê frutos – e isso é trabalhoso!

Acho essencial reiterar que isso vale para as empresas também. Elas têm que parar (caso ainda o façam) de entender o empreendedorismo como "algo que os funcionários podem usar para deixar a casa e alimentar a concorrência, ou eles mesmos virarem uma". É necessário que elas entendam o empreendedorismo como algo inovador e repleto de possibilidades de êxito, assim como um estímulo criativo e profissional de que muita gente gosta, merece e precisa. Do mesmo modo, além de jogar junto com seus times de trabalho, as empresas **precisam** empreender para dançar conforme a música dos nossos novos tempos – e precisam fazer isso direito!

Vejamos o exemplo clássico da Kodak, que tentou fazer um grande empreendedorismo mas não fez direito – e pagou um alto preço . É até "carne de vaca" falar disso, mas é sempre bom lembrar. A Kodak era aquela gigante do mercado mundial. Quando a gente pensava em fotografia no planeta, só dava ela! No entanto, por mais que tenha sido dela a iniciativa de criar a câmera digital – ameaça para o então principal produto da empresa, o filme fotográfico – foi justamente essa inovação tecnológica que a levou a um pedido de falência em 2012.

Vamos falar um pouco sobre os aspectos que levaram a Kodak a esse ponto.

Ela sabia que a inovação tecnológica levaria ao caminho sem volta da câmera digital.

Ainda assim, para antecipar-se ao momento e criar novas oportunidades comerciais, decidiu criar a tal máquina, mesmo sabendo dos riscos com os vendáveis filmes. Nesse sentido, o empreendedorismo foi realizado, o que é um mérito louvável.

Porém, a Kodak não "caprichou" em seu novo produto; a qualidade das imagens era péssima, e o custo para fabricar uma câmera digital, alto demais.

Isso desencorajou a própria empresa a focar na inovação; ela até mesmo acreditou que a tecnologia digital das fotos de mesma ordem demoraria mais do que pensava para cair em gosto popular, com acessibilidade e qualidades aceitáveis.

Por falta de planejamento estratégico empreendedor, a empresa optou por seguir focada no mercado tradicional de fotos, subestimando a velocidade do avanço da tecnologia.

Quando percebeu a cilada em que se meteu, era tarde demais: ela foi engolida pelos novos tempos, pela concorrência e pelos novos hábitos dos consumidores.

Só aos poucos a Kodak vem retornando ao mercado de tecnologia, após algumas iniciativas no... mercado farmacêutico! É isso mesmo que você leu: em meio à pandemia de covid-19, a gigante das fotografias anunciou uma mudança de área; segundo a empresa, o objetivo é "desempenhar um papel fundamental no retorno de uma cadeia de suprimentos farmacêuticos americanos e confiáveis".

O fantasma da Kodak pode e deve ser sempre estudado como exemplo a não ser seguido. A primeira câmera digital da empresa surgiu em 1975, e o declínio progressivo da então "gigante de mercado" aconteceu a partir dos anos 90. Isso significa que sabemos desse mau episódio há tempo demais para não aprendermos nada com seu sofrido pioneirismo, seja como funcionários, como líderes ou donos de empresas. A história da Kodak serve para nos lembrar que o **empreendedorismo sem planejamento** é arriscado demais.

Cuidados ao empreender

Seja você um indivíduo proativo e visionário de uma empresa ou uma empresa corajosa e vanguardista que ousa e faz, se quiser pensar fora da caixa, ousar e criar oportunidades em vez de esperar que aconteçam, e se arriscar, ou seja, empreender, é preciso fazer isso com cuidado. E como você pode garantir essa segurança?

- Com tempo e sem pressa.
- Ouvindo as lideranças que certamente sabem melhor o que fazer (e não sabendo, terão a humildade de aprender com quem souber mais ainda).
- Trabalhando bem em equipe.
- Calculando todos os prós e contras.
- Pensando no que fazer caso tudo dê errado.

Mas, você pode dizer: "Eu não sei empreender." ou "Acho que isso não é para mim!". Será? Calma! Não superestime o ato de tentar.

Seguem alguns exemplos de empreendedorismos que certamente estão a seu alcance (e que valem para profissionais e empresas).

- Está surgindo uma mão de obra mais nova e barata do que você como opção na empresa? Bole um produto que somente você saiba vender; com a sua experiência de carreira, não deve ser difícil, e você pode trazer novos profissionais para trabalharem subordinados a você, de modo a exercitar a sua liderança.
- Anda complicado acompanhar as inovações tecnológicas e o ritmo da empresa? Crie grupos de trabalho para discutir tudo isso e propor soluções para o todo. Traga quem tem dificuldades para um mesmo lugar e tire o foco de uma pessoa só.
- Não espere que as pessoas procurem por você ou seu produto: **vá atrás delas**, tenha iniciativa, ofereça o que você sabe fazer ou quer vender antes que elas pensem nisso.
- Observe o comportamento dos consumidores. Veja o que gostam e consomem, pense em novas alternativas que você possa criar para dar um upgrade nesse consumo. Se, por exemplo, alguém toma um vinho que você produz, o que mais a essa experiência é possível agregar para torná-la ainda melhor?
- Tenha curiosidade nas redes sociais. Elas nos contam antecipadamente para onde vão nossos clientes e o que passará a ser interessante para eles.
- O finado comunicador Abelardo Barbosa, vulgo Chacrinha, tinha uma frase clássica: "Na TV nada se cria, tudo se copia". Traga isso para a vida corporativa e estude *cases* de sucesso e inovação de outros países, de outras culturas. Por exemplo, o Japão já está no ano 2040, mesmo pertencendo ao mesmo tempo e espaço que a gente. Pense em coisas incríveis que já

foram lançadas pelos japoneses que ainda não tivemos a capacidade de fazer igual. Com ética e profissionalismo, será que dá para tentar o mesmo por aqui?

- Tente se fazer **insubstituível**. Isso é bem complexo, porque, nos dias de hoje, é algo praticamente impossível. Mas você, profissional ou empresa, pode e deve dominar o máximo de assuntos dentro da sua área de atuação: conhecer o produto e seu público em 360°, desenvolver maior repertório e bagagem, estudar para que o RH ou o cliente o considere relevante, investir no embalamento físico e digital do produto e de quem vende (uma boa apresentação é essencial, sempre), e por aí vai.

Há outro pensamento a ser incorporado aqui: empreender não é só para salvar a pele, mas para evoluir também! Até aqui, falei do empreendedorismo como o elemento necessário – e cada vez mais essencial na atualidade e para o futuro – para empresas e funcionários se manterem ativos, além de para evitar que a firma feche e/ou o funcionário perca o emprego. Ocorre que é necessário empreender também para evoluir, para acompanhar as novidades externas e antecipar-se a elas, e para crescer.

É natural que aqueles que nos contratam queiram e esperem mais e mais da gente. Assim, nossa evolução no empreendedorismo atende, também, a essa premissa.

Há situações em que, sem empreender, tanto você quanto a empresa ficarão ultrapassados e poderão sofrer as más consequências. Vamos a um exemplo. Há algum tempo, fiz a palestra que motivou a redação deste livro em um evento bem importante do Sesi/SP (Serviço Social da Indústria de São Paulo). Era o encontro da equipe de direção e supervisão de escolas Sesi do Estado de São Paulo, que aconteceu na unidade de Presidente Epitácio.

EMPREENDER
NÃO É SÓ PARA
SALVAR A PELE,
MAS PARA
EVOLUIR TAMBÉM!

Em dado momento da palestra, algumas professoras e diretoras me contaram do desespero de ver alunos tão jovens superviciados na internet e, consequentemente, tão apáticos com a vida real. Elas me falaram de suas frustrações, como profissionais, em não conseguir estimular os alunos com livros, estudos e relações reais. Em outras palavras, estavam aflitas com a prevalência da vida virtual e com essa tendência contemporânea da juventude de não ver sentido nos valores que a minha geração via, e de não conseguir criar relações e entusiasmos que fossem além das telas de seus celulares. Foi angustiante ver a frustração daquelas pessoas imbuídas de ideais tão dignos, tão justos.

A primeira coisa que me veio à cabeça na ocasião foi o episódio já citado de eu ter feito um jornalzinho na minha escola quando era criança. Contei a elas como foi e o quanto aquilo me animava e sugeri que elas tentassem jogar o jogo dos alunos, no sentido de criar uma aproximação com o universo digital por meio de algum desafio divertido. E se elas fizessem jornaizinhos, dando aos jovens diversas missões como repórteres mirins?

Falei também que daria para elas fazerem um Instagram das salas, dividindo as turmas com diferentes funções na rede social. O entusiasmo foi geral! Eu realmente gostaria de saber se as ideias foram adiante e se resultaram em algo, mas só de ver a felicidade daquelas profissionais otimistas com a ideia de "falar a mesma língua" que a moçada em uma ação conjunta já valeu a pena.

Esse episódio ilustra bem o que quero dizer. O empreendedorismo daquelas professoras e supervisoras passou a ser criar um trabalho, um relacionamento, alguma missão, com jovens desinteressados do mundo real por conta dos vícios de internet. A situação tão chocante dos alunos mostra a adversidade pela qual as profissionais passavam. Elas poderiam resignar-se com o contexto e seguir nas tarefas de sempre, certo? Mas, como seus ideais certamente estavam em xeque e suas frustrações, muito evidentes, a possibilidade de reagir àquilo tudo foi super bem aceita.

Muitas vezes os ruídos que vivemos dentro de nossas empresas estão em um nível aceitável de problematização. Ninguém perderá o emprego, tampouco a empresa vai fechar. Mas, se dá para tomar alguma atitude no sentido de resolver a questão antes que ela fique pior, por que não?

Se você é o chefe, pense nisso diante daquele ponto negativo da equipe que vem incomodando um pouco. Será que você não pode pôr algo para zerar a questão antes que ela evolua para um problema maior? Se você é do time comercial e vê que suas vendas estão boas, mas poderiam ser melhores caso você domine alguma ferramenta nova, que tal aprender de uma vez e obter resultados acima do esperado?

Imaginemos que a sua empresa é consolidada em seu ramo justamente por entregar muito bem um determinado tipo de produto. A concorrência, contudo, apela para roubar clientes. Essa parece ser uma boa oportunidade de criar um departamento que observe **o que mais** os consumidores podem querer. Assim, você mantém seus clientes fiéis, pois eles ganham, além do produto, aquele "algo a mais" que só a sua empresa pode ofertar!

Quero encerrar meus apontamentos sobre empreendedor (criar oportunidades) com duas considerações: uma que você gostará de ler e outra que não. A **boa**: o bom empreendedorismo faz bem para todo mundo no ambiente corporativo. Chamo de bom empreendedorismo aquele que resultou de estudo, planejamento, atenção aos líderes, trabalho em equipe, criação de planos B etc. Você já sabe, mas não custa lembrar que empreender sem fazer todas essas lições de casa é meio caminho para a ação dar errado e o tiro sair pela culatra!

Agora, quando toda a "cartilha" do empreendedorismo é seguida, a chance de seu êxito rolar torna-se uma provável consequência (não esqueçamos o fator sorte e azar no mundo dos negócios). Nesse sentido, todo mundo sai ganhando.

- Se foi um funcionário que empreendeu, terá seu currículo valorizado pela ação e seu passe melhora. A empresa ganha ao manter alguém assim no time dando exemplo e sendo referência para os demais – e podendo marcar outros "gols"!
- Se foi a empresa que obteve sucesso no empreendedorismo, todo mundo ganha: ela, seus funcionários, o mercado, os clientes e até a concorrência (que conhecerá um *case* de sucesso e certamente sairá de sua zona de conforto para fazer algo igual ou melhor).

O que você **não gostará** de ler sobre empreendedorismo, mas que precisa ser dito, é: não é um mar de rosas. Em geral, empreender é sofrido e requer dedicação, paciência e tempo. Sigo comprometido com você e com a minha verdade como autor deste livro e insisto em ser transparente na alegação de que é o trabalho, e muito trabalho, e mais trabalho ainda, que faz as coisas acontecerem. Salvo raras exceções, empreender é algo complexo e cheio de ralação, com direito a surpresas desagradáveis, mesmo quando somos exemplares no que fazemos. Os mercados e os consumidores mudam constantemente; às vezes o mundo muda quando você acabou de chegar a algum lugar que custou muito esforço!

Quer um novo exemplo pessoal? Quando achei que voltar à TV com meu próprio programa era o ápice da realização do meu empreendedorismo, o mercado do audiovisual deu uma nova guinada: empresas passaram a adotar com mais força a política de injetar recursos em novas mídias que não as televisivas convencionais. Resultado: meu programa *Matéria Prima* saiu do ar porque passou a não receber mais capital da marca patrocinadora, que estava descontente com resultados entregues pela emissora. Eu perdi o emprego, mas entendi que, se não é numa TV que meu patrocinador quer ver seu produto, devo atendê-lo no lugar onde ele se sinta feliz.

No momento, estou novamente empreendendo no sentido de me tornar um grande palestrante. E tenho colhido muitos frutos, direcionando inclusive minhas novas apostas de mídia para atender a consolidação ainda maior dessa finalidade.

Posso, sim, acabar voltando à TV. Estou aberto a novas possibilidades e até mesmo à retomada de outras já conhecidas, como ser o âncora de um talk-show com jovens universitários.

A diferença agora é que a área onde estou me destacando já passa a conhecer meu nome e ofertar novas oportunidades que ainda não vivi, algo como um novo capítulo da minha vida. E eu tenho entendido que oportunidades de mídia precisam conversar com a divulgação e consolidação **deste** novo propósito.

O fato é: por prazer ou por necessidade – e muitas vezes por conta dos dois –, é preciso empreender. Aceite isso e se jogue com esmero e prazer nessa condição!

15

Existem macetes para estimular a atitude?

Opa! Temos sim! Este capítulo é sobre isso!

Seguindo a lógica do meu discurso no livro, temos o seguinte até aqui:

- Na carreira, a atitude é algo que todos podem ter. Isso vale para indivíduos e empresas. Se bem trabalhada, ela vira atitude transformadora, porque consegue trazer algo positivo ou mudar a situação para melhor!
- Pessoas famosas se notabilizaram por êxitos com base em suas atitudes. Contei três casos para você.
- Para provar que o mesmo pode e deve rolar com você, que é uma pessoa normal, mostrei como tomei e sigo tomando as atitudes – e eu também sou alguém comum (ou pelo menos já fui).
- Contei três momentos da carreira pelos quais quase todo mundo passa, passou ou passará e expliquei como as atitudes transformadoras se dão em cada um deles.
- Isso abriu leque para tratar de muitos outros temas, mas enfatizei bastante a questão do empreendedorismo, da iniciativa, de "fazer acontecer".

NA CARREIRA, A ATITUDE É ALGO QUE TODOS PODEM TER.

Pois bem, uma vez que já relembramos os conceitos, vamos à seguinte questão: mesmo sabendo de tudo que foi dito até aqui, você sente segurança suficiente para alimentar atitudes transformadoras na sua carreira ou empresa? Não se sinta mal caso sua resposta for "não". Talvez você precise das "dicas de ouro" que fazem a diferença na hora de tentar colocar os conceitos deste livro em prática.

Para que uma atitude seja boa o suficiente para virar transformadora, vou citar alguns pontos que funcionam comigo e que provavelmente funcionarão com você.

Inquietação

É da necessidade de desacomodar que uma atitude começa a dar as caras. Pode ter certeza de que gente acomodada não tem nada a ver com este livro e seu tema principal. Para que alguém aja de forma positiva na vida profissional, é preciso não querer que as coisas permaneçam como estão. Se você está inquieto no trabalho, se não se vê em paz com as coisas como se apresentam, parabéns! Tudo indica que desse incômodo uma atitude nascerá!

Olhar fora da caixa

Muitas vezes, a atitude nasce de uma visão acima da superfície. O que quero dizer com isso é que você deve exercitar um olhar diferenciado. Lembre-se do camaleão, esse réptil formidável que, entre outras excentricidades, consegue mover um olho independentemente do outro.

Quem o vê, percebe que nada parece escapar à sua atenção: um olho pode fixar um inseto apetitoso enquanto o outro observa um possível predador. Não temos as capacidades oculares dos camaleões, mas gosto da analogia para indicar que, na carreira e nos negócios, para ter atitude, nosso olhar pode e deve ir além do esperado. No escritório, a pessoa vê o produto que será lançado e se pergunta: "O que mais ele será capaz de oferecer?". O mesmo faz quando conversa com um cliente: "O que mais ele pode querer?". Na empresa, que ela passa a conhecer profundamente, sempre haverá o questionamento: "O que mais posso fazer aqui para a coisa dar certo? O que não tentamos ainda?". Essas questões nascem do olhar de quem vê acima da superfície. Obviamente, as indagações buscarão respostas – e é aí que uma atitude transformadora pode e deve surgir!

Trabalho em equipe e com as lideranças

Por mais que você ache que possa agir sozinho, a **boa atitude** precisa passar pelo trabalho coletivo e atenção ao que dizem as chefias. Para alguém empreender, ousar, agir, ter cara de pau, ou seja, fazer aquilo que caracteriza uma atitude que poderá ser transformadora, não tem jeito: é obrigatório ao menos alguma milhagem de trabalho com colegas e tendo respeito e aprendizado com chefes. Lembre-se do célebre filósofo Sócrates: ao dizer "Só sei que nada sei", ele reconheceu a própria ignorância – e olha que Sócrates era o cara e certamente sabia muito mais do que eu, você e boa parte das melhores pessoas que conhecemos!

Até o mais independente, visionário e talentoso dos profissionais só realiza seus ousados feitos após um tempo considerável de aprendizados com líderes e trabalhos em equipe. Aliás, na maior parte das vezes, os grandes profissionais que orgulham a pesquisa da minha obra seguem gerando atitudes transformadoras à base da mesma matemática clássica das empresas:

Existem macetes para estimular a atitude? 111

ATÉ O MAIS
INDEPENDENTE,
VISIONÁRIO E
TALENTOSO DOS
PROFISSIONAIS
SÓ REALIZA SEUS
OUSADOS FEITOS
APÓS UM TEMPO
CONSIDERÁVEL DE
APRENDIZADOS COM
LÍDERES E TRABALHOS
EM EQUIPE.

> Confiar e aprender com os chefes + trabalhar bem esses conceitos com os colegas + usar de seu melhor potencial para o trabalho = conseguir êxito na proposta da ação!

Planejamento e qualidade

A atitude deve ter planejamento e refletir a qualidade do seu trabalho. Para mim, nas regras de ouro, esses dois pontos andam juntos. Já abordei bastante a necessidade de mapearmos, na carreira ou da empresa como um todo, todos os prós e contras de iniciativas que possam resultar em atitudes transformadoras. Falei sobre a importância de fazer isso com quem entende mais que a gente, com gente a mais com a gente ou, se já for o caso de confiar demais no próprio taco, de fazer com todos os cenários bem pensados – inclusive, antevendo a possibilidade de tudo dar errado e, diante disso, criar uma estratégia para virar o jogo (ou apenas sobreviver).

É claro que qualquer pessoa ou empresa que estiver em dia com toda essa organização já pode bater no peito e afirmar: "Se estou me dispondo a isso, é porque minha qualidade profissional já está assegurada e ajuda a elevar os níveis de acerto da ação". Lembre-se do que já escrevi sobre só ser cara de pau e ousado, mas se esquecer de ter planejamento e mérito para isso: o risco de sua iniciativa dar errado é grande, o que pode fazer de você, que é uma pessoa muito proativa, cheia de tesão, ousada etc., uma bomba prestes a explodir e levar todo mundo consigo!

A boa atitude não pode ser confundida com precipitação, energia demais, um rompante criativo ou o que quer que seja nessa mesma linha. Para que ela passe a ser transformadora, ela deve ser certa do que é e digna de quem a produz.

Preparo

Quem tem bagagem e repertório de carreira sai na frente com relação ao tema da atitude. Se é o seu caso, se teve a sorte de estudar em boas escolas e desenvolveu o ótimo hábito da leitura, por exemplo, ponto para você! Muitas das iniciativas que tomar, bem como as oportunidades que você mesmo for criar, beberão dessa fonte do conhecimento e de sua bagagem. Se não é o seu caso, se, infelizmente, não usufruiu dos melhores professores e estudos, ou se a vida levou você para lados mais práticos e menos ligados a conhecimentos específicos dos negócios, nem tudo está perdido: **estude**! Por isso, é importante preparar-se financeiramente para investir na sua qualificação, que precisa ser permanente. Caso você não tenha recursos, existem cursos gratuitos ou pelo menos ao alcance do seu bolso.

Agora, tem algo que beneficia a atitude e que vale para todos: **atualizar-se**. Qualquer pessoa, independentemente da condição socioeconômica, pode ficar para trás se não dominar as ferramentas, ideias, tecnologias, tendências, comportamentos e expertises do momento. O mundo está em constante movimento e evolução. Quem quer ousar precisa saber acompanhar.

Segurança

É um item vital. Quando digo "segurança", pense no bem-estar da sua carreira ou empresa, na longevidade e no sucesso de ambas, e dos negócios como um todo. Logo, a palavra em questão está ligada a muita coisa já compartilhada aqui: não faça nada que possa gerar riscos e desafios que não tenham como ser resolvidos, certo?

Mas "segurança" aqui também significa "sentir-se seguro", ou seja, acreditar em você mesmo, no seu produto, no lugar em que você trabalha e naquilo que você pensa em realizar a favor de tudo isso. O que vai adiantar você conversar com seu chefe sobre uma oportunidade que pode existir por sua própria iniciativa, se você o aborda sem segurança nenhuma do que quer dizer? Como convencerá colegas de trabalho, gestores, consumidores, ou seja, todas as pessoas importantes para o sucesso da ação se você não for o melhor vendedor dessa ideia?

Energia

Eu acredito fortemente na **força** que emanamos quando queremos dar conta do nosso recado. Ela fala além de nós, além do nosso produto – seja ele qual for. Quando conto uma piada em qualquer palco de stand-up, acredito piamente nela. Do contrário, nem começo. Até com uma piada ruim; se, por qualquer razão, eu decidi contar para uma plateia, pode apostar que o fiz acreditando que ela vai funcionar; mesmo que seja a "fraquinha" do show, será engraçada de tão ruim que é.

Mas há algo antes: assim que subo no palco, a primeira coisa que faço é me olhar com uma espécie de aura, de luz, de radiação, de energia mesmo. E faço isso com tanta intensidade que entro cheio de confiança, repleto de luz própria! Essa segurança pessoal é a primeira coisa que passo à minha audiência, seja ela qual for. Isso tem um efeito tão forte que já ouvi algumas vezes feedbacks como "não gosto do seu tipo de humor, mas sua presença de palco e a sua confiança me impediram de tirar os olhos de você".

Eu faço isso como músico, palestrante, comediante, ator, o que for. E sabem o que é o mais legal? É que preciso estar com minha lição de casa muito bem feita para isso funcionar. Se estou num teatro como músico para tocar uma peça de Bach ao violão, é evidente que toda minha energia e segurança pessoal de nada valerão se eu não souber tocar a obra minimamente bem. A mesma coisa ocorre quando estou contratado como mestre de cerimônias em uma empresa e preciso falar dela; obrigatoriamente eu preciso saber do que trato para imprimir cumplicidade e respeito para com meu público e contratante.

E o que dizer da palestra que deu origem a este livro? Se você fizesse ideia do tanto que estudei e preparei todos os tópicos que abordo... Isso quer dizer que a defesa dos nossos conteúdos e ações reflete a nossa segurança.

Como ter autoconfiança

Presumo que muita gente que me lê agora não acredite ter segurança suficiente para criar e bancar suas iniciativas. Talvez não se veja com confiança para muitas coisas, quanto mais para protagonizar atitudes transformadoras. Pensando em leitores assim, darei breves dicas do que fazer para confiar mais em si. Espero que sejam úteis!

- Se você é alguém com travas muito grandes, possui uma timidez enorme ou não acredita que consiga transmitir segurança (justamente não ter nenhuma), minha sugestão é: faça teatro! Um curso de artes teatrais vai ajudar você a trabalhar em grupo e fará com que alguém de fora (diretor/professor) o observe e auxilie na sua expressão. Isso vai relaxar seu corpo, fará você conhecer exercícios para confiar mais em si e desanuviar das suas próprias pressões, além de aumentar o seu repertório e autoconhecimento.
- Agora, dica de amigo: se você quer um resultado ainda maior, faça curso de palhaço. Sério, não é zoeira! Profissionais muito badalados fazem palhaço por saberem que as técnicas de clown são excelentes para quebrar egos e solidificar a segurança pessoal. Lembro-me de ter feito aulas com o palhaço Clerouak alguns anos atrás. Em um dos exercícios, ele pedia que cada aluno fosse ao centro do palco comer, na frente dos demais colegas, uma simples banana. Mas a missão era: comer da forma mais diferente possível. E não podia haver julgamento pessoal. Danem-se os outros e o que poderiam pensar: era pra gente acreditar no nosso modo de comer a fruta e bancar aquilo. Foi

um exercício excelente, porque cada um ali teve que crer na própria bizarrice. Egos no chão, confiança no talo! A propósito, da minha banana comi a casca e joguei a fruta fora, hahaha!

- ◘ Complementando a dica anterior, sugiro que você faça curso de palhaço com o profissional Márcio Ballas. Ele sempre tem turmas abertas e, entre seus alunos, você encontrará CEOs de empresas e muitos executivos importantes.

- Se o seu caso não é tão drástico e você só quer alguns macetes mais simples, o primeiro que digo é: olhe nos olhos das pessoas! Se isso for difícil para você, treine primeiro em casa, com pessoas de quem você gosta e te passem segurança. Tente se habituar a conversas inteiras assim, olho no olho, e só depois parta para tentativas iguais com pessoas do seu circuito profissional.

- Tente manter seu peito mais aberto. Um pouco mais de tônus, com uma postura mais ereta, trará a sensação de que você é um pouquinho maior do que de fato é e, na linguagem corporal, trará uma leitura mais forte de sua persona.

- Na hora de cumprimentar alguém, mantenha a mão firme. Há pessoas que mostram hesitação, com a mão mole e sem vida num "muito prazer", e outras que transmitem uma confiança grande (mesmo não sendo real), com o pulso firme e seguro. Se esse pulso firme vier acompanhado de um olhar que fixa no olho de quem o cumprimenta, melhor ainda!

- Ao falar, experimente projetar sua voz meio tom acima. Claro, é necessário sacar se sua voz precisa mesmo disso – se ela for estridente e esganiçada, ficará insuportável! Não sendo o caso, adote por um tempo essa mudança e note a reação das pessoas. Elas parecerão prestar mais atenção no que você diz. Não estou falando de gritar, mas de mudar sua projeção. E é evidente que, se vão atentar mais ao que dirá, você precisará estar mais certo do que vai dizer. Talvez só por isso esse exercício já passe a valer a pena.

ADOTE UM MANTRA PESSOAL DE ENERGIZAÇÃO E O REPITA!

- Essa dica é simples, mas eficaz: sorria! Tente manter um sorriso presente no rosto, a menos que, logicamente, isso não faça sentido algum no ambiente e no contexto em que você está inserido. Isso fará com que as pessoas dediquem mais simpatia e atenção a você. Sorrir é o elemento mais próximo possível para estimular o carisma – algo inato, que infelizmente a pessoa tem ou não, e que faz toda a diferença na hora de mostrar segurança em qualquer aspecto da vida. Que pena que não há receita ou mágica para trazer carisma!

- Tenho uma dica sensorial, mas de grande valia: sempre que estiver defendendo alguma ideia, seja em público ou para quem for reservadamente, visualize-se com o corpo embalado por alguma luz quente. Eu não sei nada sobre cromoterapia, então não poderei argumentar que cor é a certa e qual seu benefício – ou por que isso ocorre. Mas, acredite, faz sentido. Sempre que estou num palco me vejo protegido por uma luz amarela – acabei de ler no Google que ela "contribui para elevar a criatividade e melhorar o humor, estimula o intelecto e o sistema nervoso central, e pode ser usada por pessoas quietas e introvertidas que queiram ter um bom relacionamento interpessoal". Eu não sabia disso, ia no amarelo por pura intuição. E a intuição, como eu já disse... Você já sabe.

- Outra dica: **adote um mantra pessoal de energização e o repita**! Faça isso toda vez que sentir necessidade, a cada momento que você precisar de segurança. Isso vale para a vida pessoal também. O meu é: "Eu sou um centro de paz, de energia e amor", e quem me ensinou foi dona Helena, minha avó materna e uma das melhores pessoas que já conheci na vida.

- Por fim, uma dica um pouco polêmica, mas a darei de coração: ainda que eu mesmo tenha recomendado um curso de palhaço para, dentre outros benefícios, ajudar a equilibrar um pouco o ego, preciso recomendar que você **se sinta um pouco foda** e banque essa postura. Perceba, é algo diferente de egocentrismo, que caracteriza quem acha que o mundo gira a seu redor. Isso é absolutamente negativo na vida e também nos negócios. Não é o que defendo. Estou recomendando um olhar mais generoso sobre si, uma espécie de "assinatura" em cima dos seus melhores predicados. Quando eu faço meus shows de humor, estou como host de algum evento corporativo ou apresento um programa de TV, sempre me vejo como um cara foda, escolhido para aquela oportunidade e que tem um público curioso por prestigiar. Note: eu disse que me vejo como um cara foda e não que sou o melhor. Esse último é adjetivo dos egocêntricos! Enfim, o pensamento do "sentir-se foda" eleva o meu nível para mim mesmo e, organicamente, obriga que todas minhas "lições de casa" façam sentido, para mim e para quem me assiste. E é claro que, para isso, temos de bancar o que pensamos. Portanto, ai de você se autoproclamar-se foda e não entregar nada que uma pessoa foda entregaria, porque esqueceu de se preparar direito!

Acho que este capítulo pode ter sido muito produtivo para você. Você já conhecia essas dicas? Já tentou aplicar? Que tal fazer um exercício de retrospectiva e ver se já se pegou fazendo ao menos parte do que coloquei e colheu frutos? Notando que nunca fez nada parecido... Que tal dar o **start** nisso tudo?

Ficarei muito feliz se um dia souber que algo aqui o ajudou. Sério! Se possível, me manda uma mensagem contando tudo.

16

Qual deve ser a atitude transformadora de um líder?

Como proposta de continuidade e já quase nos encaminhando para a parte final do livro, quero falar sobre outro tipo de atitude transformadora: a que nasce de mudanças de posturas.

Líder: reconhecer que a sua posição hierárquica intimida seu time e, diante de todos, buscar humanizar a sua figura é a sua melhor iniciativa!

Para seguir esse raciocínio, pense comigo: tratei até aqui da atitude transformadora em diferentes períodos da carreira e na vida corporativa como um todo, como o que resulta de iniciativas, estratégias, posturas e escolhas.

Nesse sentido, vimos a atitude transformadora como produto de planejamento e labuta. Vários temas correlatos ganharam evidência, nos levando a reflexões mais amplas sobre o mundo dos negócios.

Acontece que há um tipo de atitude transformadora que pode e deve nascer nos indivíduos, independentemente do ponto da carreira em que possam estar: aquela que se origina de alguma mudança de postura, de uma modificação positiva em seus comportamentos.

Para que essa adequação assertiva aconteça, não há uma cartilha tão complexa como as que vimos até aqui; o caminho é mais simples e direto – e muito dele passa pela simples ideia de **tomar consciência da necessidade de mudar**.

Isso parece fácil, mas não é. Mudar, muitas vezes, significa sair da zona de conforto, ressignificar pontos da carreira, ter humildade para tentar novos caminhos e fazer escolhas, e, por fim e mais uma vez, **ousar**. A diferença aqui é que tudo depende de adotar uma nova postura – e bancar isso!

Vou começar tratando da mudança de postura de líderes empresariais como atitude transformadora. O mundo corporativo é um reflexo da sociedade em que vivemos, uma vez que, por mais tecnológico e moderno que tudo possa ser, ainda somos movidos por gente, e uma das figuras que mais intimida o universo dos negócios feitos por pessoas é o chefe.

Duvido que você não se recorde de algum trabalho em que se sentiu inferiorizado diante de seu chefe! Todo mundo já passou por isso. Falo aqui de sentir-se intimidado pelo poder da hierarquia, não necessariamente oprimido por tirania, incompetência, opressão ou outro aspecto negativo; isso é parte de outro problema, o da incompetência do líder, e não é disso que estou tratando.

Há empresas que ainda investem em criar uma aura mítica em torno de seus líderes: salas especiais, isolamento em relação aos funcionários, blindagens de acesso etc. É parte de um teatro de poder que em nada agrega; o time se sente muito abaixo do líder e trabalha sem empatia ou proximidade, apenas acatando o que é mandado e tentando bater meta no automático, uma vez que não conhece, para além dos estereótipos, a pessoa que chefia.

Por outro lado, há aquelas figuras de autoridade e competência sem precedentes que, apesar de todos os predicados, obtêm resultados ainda maiores e melhores por serem... gente como a gente! Daí a minha opinião de que **o melhor que um líder faz é hu-**

122   Atitude Transformadora

manizar-se diante de seu time e, para isso, é preciso ser verdadeiramente humano, porque o que proponho não é uma farsa.

O meio corporativo tem alguns exemplos fortes neste sentido. Dizem que o Caito Maia, criador da Chilli Beans, trata todo mundo de igual para igual

O MELHOR QUE UM LÍDER FAZ É HUMANIZAR-SE DIANTE DE SEU TIME.

e é muito acessível. Eu nunca o vi trabalhando diretamente com os seus funcionários, mas é o que sempre me chegou. O mesmo contam do carismático Alexandre Tadeu da Costa, fundador e CEO da Cacau Show, e da megaempresária Luiza Trajano, do Magazine Luiza.

Pois bem, dos grandes nomes citados, já ouvi falar – e muito – do tanto que são verdadeiramente humanos diante de seus funcionários e de como não deixam que suas posições hierarquicamente superiores oprimam as equipes de trabalho. Isso faz sentido, uma vez que as três empresas citadas são sucessos indiscutíveis, não é?

Agora, eu vi pessoalmente um gigantesco executivo que ilustra tudo que estou dizendo trabalhar: Sérgio Rial, o então CEO do Santander Brasil, uma instituição que é uma potência! Tive o privilégio de ser o mestre de cerimônias de alguns dos grandes eventos do banco durante a gestão do Rial. Parte desses trabalhos, inclusive, virou *case* de maiores eventos corporativos do país, com festas para mais de 43 mil funcionários e megashows de Ivete Sangalo e Michel Teló, dentre outros artistas. Nessas ocasiões, pude ver o empenho pessoal daquele executivo tão tarimbado em falar normalmente com os funcionários, estar acessível, na medida do possível, a todos, e mostrar-se ciente da realidade cotidiana de seus times e das pessoas. Fiquei sabendo que ele era assim sempre, em seu dia a dia, não apenas em festividades.

Qual deve ser a atitude transformadora de um líder? 123

Eu não estava no dia a dia do banco para dar mais detalhes, mas o feedback que me chegou em mais de uma festa de final de ano que apresentei foi: as metas do Santander eram batidas antes dos prazos, por um mix de ações agressivas, empenhos coletivos e, também, pela fidelidade ao Rial. Ele, por sua vez, oportunamente valia-se da confiança adquirida para estimular mais resultados com recompensas maiores aos colaboradores.

Certamente há muitos outros executivos importantes que justificariam uma menção no meu livro como referências de líderes que tiveram a atitude transformadora de suprimir suas intimidações hierárquicas com posturas mais humanizadas. O fato é que a atitude transformadora faz um sentido danado! Os líderes passam a tratar as pessoas não como empregados, mas como colaboradores, e as equipes, como times – e times se unem para obter a vitória num jogo comum!

Nas empresas, quando os liderados admiram, respeitam, têm acesso e são respeitados pelos líderes, é evidente que o desafio de bater meta ganha um novo estímulo. Agora: essa humanização é fácil? Não. É preciso vontade, tempo, paciência e persistência da parte do líder que se dispõe a tal tarefa, uma vez que o *modus operandi* dos escritórios e das pessoas que lidera têm um certo vício em subordinação, arraigado há muito tempo.

Do mesmo modo, o líder que se dispuser a tentar ser mais simples, acessível e comum precisará estar em dia com seu ego, privilégios e poderes. Em outras palavras, ele terá que ter a cabeça no lugar e, certamente, a ajuda da empresa será essencial para isso.

É importante enfatizar que há outra parte fundamental da atitude transformadora de líderes em humanizar-se diante dos times por conta da consciência da opressão da hierarquia: fazer com que seu *staff* direto faça o mesmo! De nada adiantará um líder agir de igual para igual dentro do possível com os funcionários ou se mostrar acessível e simples se sua equipe direta o continuar blindando e perpetuando esse teatro de poder.

Esse mau exemplo eu já vi algumas vezes em empresas: o executivo é um amor de pessoa e superacessível, mas sua equipe pessoal, não. É algo que mata a atitude transformadora e nos remete à clássica patetice do artista que é legal pra caramba mas tem um empresário que não deixa ninguém saber disso. Aí não dá, concorda?

Em tempo: um bom líder pode e deve continuar a impor limites. A pessoa pode "jogar junto", circular e falar com todos, mostrar-se acessível e legal. Mas trabalho é trabalho, e respeito é bom e todo mundo gosta. E ponto final.

17

Qual a atitude transformadora de quem vende numa empresa?

Para mim, é mudar a postura de **vendedor** para **comunicador**! Iniciando o raciocínio aqui, peço que você expanda a compreensão da palavra "vendedor". Não quero que fiquemos atrelados à ideia clássica de atacado e varejo, tampouco à premissa de que, por vendedor, lido com o estereótipo de quem de fato vende mesmo algo a alguém, em uma típica relação capitalista.

Por vendedor, entenda todo e qualquer tipo de profissional que use de um conhecimento específico para chegar a alguém. Nesse sentido, um professor é o vendedor do seu saber a um aluno. Um artista faz o mesmo com seus produtos e sua arte nos palcos. Idem engenheiros, médicos etc.

Até você, que me lê, naturalmente encara o perfil de vender algo toda vez que precisa defender alguma de suas ideias – seja como liderança, quando precisa fazer um time vestir a camisa de alguma de suas iniciativas, seja como parte de alguma equipe, quando tem alguma ideia que quer desenvolver com colegas e/ou apresentar a uma chefia.... Ou seja, todos somos um pouco vendedores na vida, mesmo quando estamos em áreas que nada têm a ver com isso!

Dito isso, defendo que a atitude transformadora de qualquer profissional que vai vender seu conhecimento seja: **fazer-se comunicador e não somente vendedor**.

O mundialmente conhecido investidor e filantropo americano Warren Buffett, um dos homens mais ricos do planeta, tem se tornado bastante popular também nas redes sociais. São comuns pequenas "pílulas" no Instagram, por exemplo, extraídas de entrevistas que ele vem dando ao longo da carreira, nas quais o vemos discorrer sobre mercado, estratégias, investimentos e absorvemos algumas de suas dicas. Em um desses vídeos, um entrevistador pede que Warren dê três conselhos para pessoas que querem ter sucesso nos negócios. Vou transcrever sua resposta:

> De longe, o melhor investimento que você pode fazer é em si mesmo. Por exemplo: habilidades de comunicação. Eu digo aos estudantes: eles vão se graduar da escola e usar todas essas fórmulas complicadas... Se eles aprenderem a se comunicar direito (tanto na escrita quanto pessoalmente), eles aumentam seu valor em pelo menos 50%. Se você não sabe se comunicar é como "piscar para uma garota no escuro". Basicamente nada acontece. Você deve ser capaz de expor suas ideias. Se investir em si mesmo, ninguém pode tirar isso de você[1].

Confesso que achei muito oportuna a fala desse grande executivo; ela valida aquilo que penso e tem a vantagem do seu indubitável DNA. Se o Warren Buffett diz isso, quem sou para eu duvidar?

Aproveito minha sinergia com o pensamento de Warren para afirmar que eu não poderia ajudar qualquer vendedor a vender; certamente um vendedor sabe fazer isso muito melhor do que eu e não

---

1. BUFFET, Warren. Caixa de valor (informação verbal). Disponível em: https://www.instagram.com/reel/Cnt1z1hoZiK/?igshid=YmMyMTA2M2Y%3D. Acesso em: 21 ago. 2023.

precisa da minha ajuda. Mas, como eu sou da área de Comunicação e Artes, posso ajudá-lo, sim, a se comunicar melhor!

Qualquer tipo de venda alicerçada na boa e eficaz comunicação aumenta – e muito. – as chances de êxito no negócio, seja ele qual for. Ao ver-se mais como comunicador do que como vendedor, o protagonista da venda de qualquer área que seja entenderá a operação em uma escala maior e mais contemplativa dos negócios.

Pense na clássica figura de um apresentador de TV. Como *host* da atração, presumimos que ele obrigatoriamente sabe muito bem tudo que acontece ali, que tem conhecimento suficiente acerca do que fala. Essa é sua "venda"; seu telespectador é seu consumidor. Imagine-o agora ao vivo, como tantas vezes você viu o Fausto Silva ou a saudosa Hebe Camargo. Que encrenca, não? A responsabilidade do preparo é ainda maior, e a habilidade do conhecimento e da comunicação se torna ainda mais urgente!

Breves parênteses: tudo que defendo requer, obrigatoriamente, conhecimento. Acho muito improvável que alguém se comunique bem demais em cima de algo que mal conhece. Aliás, esse tipo de figura existe, sim: chama-se picareta. Cuidado; há muitos por aí!

Ao fazer uso da consciência de comunicar-se melhor de todas as maneiras, uma pessoa de vendas obrigatoriamente terá mais propriedade para falar do produto, portar-se adequadamente com o cliente, defender ideias e iniciativas com o chefe, e assim por diante.

Essa mudança de postura do possivelmente restrito vendedor para o amplo comunicador é uma atitude transformadora eficaz pelos seguintes aspectos:

- As pessoas que dominam a comunicação falam melhor em público, inspiram segurança e são interessantes de ver e ouvir.
- A comunicação fluente e segura pode conquistar a confiança até mesmo de um cliente receoso da compra.

- Quem se comunica melhor alimenta potenciais internos, como confiança, autoestima, proatividade e até mesmo aquilo que não se pode adotar fórmula para ter: carisma.
- Comunicadores seguros nos negócios se consolidam como "ímãs" de sucesso: ficam bem quistos com clientes, mercado, contratantes e, consequentemente, são cada vez menos prescindíveis.

Como se comunicar melhor

Uma vez que já defendi bastante a teoria de trazer o comunicador para o lugar do vendedor como atitude transformadora, quero dividir alguns tópicos que podem te ajudar nessa empreitada.

- Antes de sair falando, experimente primeiro organizar todas as suas ideias e vontades de expressão **escrevendo**. Muita gente idealiza a palavra falada, a oratória, a fluência na fala e a capacidade de contar as coisas com fluidez, mas esquece que esse domínio nasce de um processo no qual, muitas vezes, é preciso redigir antes o que se quer trazer para a voz. Se você não tem facilidade com o ato prático de dizer as coisas, organize primeiro com a escrita. Leia e releia o que redigiu e vá treinando as falas do modo que colocarei a seguir.
- Você pode gravar o que leu em voz alta e ouvir quantas vezes precisar. Quando estiver com todo o speech preciso e seguro, passe por todo o conteúdo naquelas situações em que você precisa se distrair: tomando banho, dirigindo, na esteira da academia etc. Vai valer a pena você abrir mão de um pouco do Spotify e das séries e se concentrar no seu texto e discurso!
- Quando você tiver certeza do que fala, é hora de ver **como** fala. Aí pode entrar o treino em frente ao espelho, o hábito de filmar-se para assistir na sequência e, finalmente, a

prática de falar tudo para alguém de confiança, que dará feedbacks sinceros. A meta é ver se você está confortável, se dá conta de todos os temas sem mostrar insegurança e nervosismo, como reage a questionamentos, se tem réplicas e pode estar em dia para tréplicas (sim, isso é importante; dominar a comunicação consiste em também saber conversar e debater com base no que você comunicou).

- Eu, particularmente, gosto muito de um tipo de comunicação que aplico em situações em que não estou 100% seguro com a fluência e a memorização do meu discurso. Eu chamo essa prática livremente de **uso do escada**. Explico: no humor, temos o "personagem escada". Trata-se do colega de cena que auxilia o parceiro a atingir o chamado punch ou desfecho cômico da piada. Veja um diálogo divertido.
  — Qual era o seu apelido entre seus amigos aos 17 anos?
  — Era azeite!
  — Mas por que azeite?
  — Porque eu era extravirgem!

Nesse caso, a pessoa que faz as perguntas é o escada, para quem vai a resposta engraçada final. Pensando em aplicar isso ao universo corporativo, quando sinto que não estou tão certo ainda do que direi e das sequências corretas, peço para passar o conteúdo com alguém de minha confiança, que me ouça atentamente... E que me faça perguntas simples para me levar às recapitulações exatas do que vou dizer. Muitas vezes, a triangulação com essa pessoa me dá segundos preciosos para me lembrar de coisas, consultar alguma anotação ou apenas me acalmar. Em algumas das minhas atuações como apresentador de eventos corporativos, me deparo com executivos importantes que têm um material muito importante a dividir com todos no palco, mas que detestam falar em público ou não tiveram tempo para preparar tudo como gostariam. Nessas ocasiões, sempre me ofereço para estar ao

COM UMA BOA
COMUNICAÇÃO,
GANHA O
PROFISSIONAL,
GANHA A EMPRESA
QUE O CONTRATA,
GANHAM OS
CLIENTES/
CONSUMIDORES E
GANHA O MERCADO
COMO UM TODO.

lado deles durante o speech como o escada que fará perguntas lógicas ou comentários que os ajudarão a não perder o fio da meada, a se organizar a relaxar, a tomar um gole d'água e a dar conta do recado. Experimente isso!

Você sabe tudo o que quer dizer, mas o nervosismo da hora H o prejudica? Então, é preciso fazer a **descompressão da fala e do corpo**. Sim, dos dois, porque um ajuda o outro. Se você entrar tremendo no palco, é certeza que vai se atrapalhar e gaguejar, por exemplo. E vice-versa. Sugiro que, antes de falar algo muito importante em público, para um chefe, diante de um potencial cliente ou o que for, tire uns minutos para relaxar como puder. Você pode rezar, entoar algum mantra (lembra do meu? "Eu sou um centro de paz, de energia e amor") ou apenas respirar profundamente. Puxe o ar longamente pelas narinas, prenda por cerca de 3 segundos e expire lentamente pela boca. Enquanto faz isso, mentalize coisas que acalmem, feche os olhos e tente se tranquilizar. Não sugiro deitar, porque você precisa da sua energia **on**! Uma vez que se sinta com menos tensão, faça muitas caretas, jogue a língua para fora o máximo que der, abra e feche grandemente a boca, use e abuse das suas máscaras faciais. Juro pra você que ajuda! Agora, acredite em mim: para que sua fala não saia embolada, pra dentro, gaguejada, cheia de mordidas na língua, presa ou hesitante, o melhor conselho que dou é: faça trava línguas! Primeiro, isso distrairá um pouco seu cérebro e vai te divertir. Segundo, foneticamente falando, é um exercício e tanto! Seguem alguns para você tentar: "casa suja, chão sujo, suja casa, sujo chão"; "três tigres tristes atravessaram o trilho do trem em busca de trigo"; "o doce perguntou pro doce qual é o doce mais doce, o doce respondeu pro doce que o doce mais doce é o doce de batata doce"; "o saci tá sussa se associa a saci a uma saci só sua" (esse último fui eu que inventei, hahaha!).

Sempre que vou me apresentar em público e estou tenso, recito o mais rápido que posso uma parte que decorei de uma letra maluca do

Caetano Veloso, da canção "Outras Palavras". "Para fins, gatins, Alphaluz, Sexonhei La Guerrapaz/ Ouraxé palávoras driz/ Okê cris expacial/ Projeitinho imanso ciumortevida vivavid/ Lambetelho frúturo orgasmaravalha-me Logun/ Homenina nel paraís de felicidadania". Não faço ideia do que significa tudo isso, mas ajuda que é uma beleza!

- Encerrando as dicas para melhorar a comunicação, uma simples e direta: **divirta-se**! De nada adiantará você conhecer e dominar tudo que quer e pode comunicar se não saborear o momento, concorda?

Apliquei tudo isso que apresentei aqui para construir minha palestra corporativa sobre atitude transformadora e, em decorrência dela, nasceu o livro que agora você lê. Pode confiar!

Com uma boa comunicação, ganha o profissional, ganha a empresa que o contrata, ganham os clientes/consumidores e ganha o mercado como um todo. O nível fica mais alto!

Os vendedores que fizerem a atitude transformadora de mudar suas posturas de apenas vender para amplamente comunicar (e, em decorrência disso, vender mais e melhor, é claro) poderão apresentar, com o tempo, as seguintes características:

- Terão certeza do que falam, propõem e vendem. Aliás, devia ser uma regra de ouro do mundo dos negócios: quem não tiver essa certeza, não deveria sair para vender. Que mandem outra pessoa!
- Serão entusiasmados. Dominar algo sempre traz muita realização pessoal e alegria, certo? Tal excitação fará surgir uma energia melhor para seus protagonistas! E isso abraçará positivamente tudo que estiver envolvido na venda: produto, cliente, empresa, tudo!

- Como vão obter êxitos maiores com base nesse novo perfil, certamente passarão a ter mais ambição e a querer mais e mais da carreira e dos negócios, ou seja, vão deslanchar! Sorte das empresas que souberem mantê-los e os motivar com todo tipo de reconhecimento. Aliás, isso é algo essencial, viram, contratantes? Vocês passaram a ter ouro nas mãos. Não bobeiem, porque a concorrência vive de tocaia!

O capítulo já está acabando, mas eu me animei e quero dar a "cereja do bolo" antes de encerrá-lo.

Essas três últimas dicas que darei aos vendedores/comunicadores são do ponto de vista do Rafa Cortez **cliente**. Afinal, também sou consumidor. Vou contar o que vendedores/comunicadores fazem que me ganham imediatamente:

- Mostrar que houve uma preparação para a venda. Quando chegam para me oferecer algo e previamente já me estudaram, sabem quem sou, o que posso efetivamente querer mais com base em uma pesquisa prévia e personalizada, eu me sinto especial e predisposto a comprar – mesmo se eu não quiser tanto ou não achar que seja a hora! Aliás, mostrar preparo é sempre bom. Mais uma curiosidade minha a dividir: quando fui fazer os testes para repórter do CQC, levei várias anotações escritas em diferentes cores e com marca-texto sobre possíveis entrevistados e pautas e fiz questão de consultar tudo aquilo na frente dos meus possíveis chefes. Aquilo pegou bem; o diretor principal mais tarde me disse que ficou impressionado de ver como eu me preparava para as matérias!
- Colocar-se no lugar do cliente e saber oferecer novas opções. É outra história quando alguém que quer me vender algo pensa como eu, no sentido de não ter certeza do produto, e se antecipa oferecendo algo que me servirá melhor. Já vivi situações de

Qual a atitude transformadora de quem vende numa empresa? 135

vendedores me entenderem tão bem no meu próprio papel de cliente, que chegaram a dizer: "Rafa, não compra esse produto, não vai ser legal pra você... Mas, olha, tem isso aqui que será melhor ainda, que tal?". Juro, já saí com air fryer de lugares onde entrei achando que ia comprar Tupperware.

- Ter mais entusiasmo em **ouvir** do que **falar**! Isso é autoexplicativo, não é? O holofote deve estar no cliente, não no vendedor. Ainda que ele tenha se tornado uma potência ao adotar a postura de comunicador, certas coisas nunca saem de moda. O cliente sempre é a bola da vez e merece toda atenção!

E você? Que tal colocar em prática a comunicação assertiva em toda e qualquer venda que pensar em fazer, independentemente de sua área ou perfil?

Como sugestão para isso, proponho que essa iniciativa seja feita com, pelo menos, uma pessoa próxima de sua confiança: com comunicação elaborada, diga o que pretende vender, conte do método que descrevi e parta para as ações!

Veja se sua "cobaia" se convence do que você quer emplacar e se pode revisar seus conteúdos a partir de toda clareza das suas ideias! Que tal?

18

Qual a atitude transformadora a ser tomada pela "nave mãe" dos negócios, ou seja... pela empresa?

Para mim, a atitude é apoiar seus funcionários em suas próprias atitudes transformadoras, já descritas ao longo do livro – tanto as que resultam de iniciativas, planejamentos e ações, quanto as que são fruto de mudanças de postura – e saber se aproveitar delas em benefício próprio!

Não poderia encerrar as tratativas sobre atitude transformadora sem envolver as empresas. São elas que nos contratam, é para elas que trabalhamos, é delas que a economia brasileira depende. Assim, elas é que ditam as regras do mercado, do sistema, do modo e estilo de vida que conhecemos no mundo capitalista. Em resumo, as empresas são o coração dos negócios. Por isso, obviamente não poderiam deixar de ter um capítulo exclusivo, ainda que breve, para elas dentro do meu livro.

Ao longo desta minha obra, tratei das atitudes transformadoras em diferentes momentos de uma carreira. Abordei também as atitudes transformadoras como mudança de postura para líderes e vendedores.

Agora, farei uma rápida recapitulação de todas elas, de modo a mostrar como a empresa se envolve com cada uma e, como resultado disso, faz – ela mesma – a sua própria atitude transformadora:

- Os profissionais que estão em início de carreira e têm como atitude transformadora a **aposta em seus próprios pontos fortes** certamente sentirão maior segurança com o apoio da empresa que os contrata. Felizes dos jovens ou recém-contratados que trabalham em instituições com modelos consistentes de recrutamento, acompanhamento e auxílio a novos talentos. Seja por um programa de *trainees*, um departamento focado em seus estagiários ou algo mais avançado, no sentido de estar lado a lado com jovens ou novos funcionários; ao destinar atenção a eles, muitas vezes via líderes muito capacitados, as empresas investem na formação de potenciais profissionais de sucesso, ao mesmo tempo em que mostram ao mercado, à concorrência e à sociedade sua responsabilidade social e compromisso para com os iniciantes de carreira. É claro: a empresa saberá selecionar quem merece esse incentivo e apontará soluções melhores aos que insistirem em apoiar-se em pontos fortes que talvez não façam sentido!

- Quanto aos profissionais que estão com a carreira relativamente estabelecida, mas precisando de um "empurrãozinho" para deslanchar e têm na palavra **ousar** a atitude transformadora: não seria maravilhoso se tal "empurrãozinho" fosse dado pela empresa? Certamente dentro de cada uma há executivos experientes o suficiente para reconhecer o quanto seus colaboradores estão ou não felizes e quais seus graus de inconformismo e ambições. Sabendo do risco iminente desses profissionais deixarem a empresa, por que não apontar novos caminhos dentro da casa? Boas conversas com eles, nascidas de novos testes vocacionais, por exemplo, podem resultar em bem-vindas e consentidas ousadias da empresa. Ela pode mudar um colaborador de área, oferecer um novo curso de especialização, propor um intercâmbio com outra instituição parceira etc. As possibilidades são grandes quando a empresa tem recursos, é visionária e quer investir no profissional que pode e merece mais. Mas é claro: só ganha prestígio quem, de fato, merece!

- Já os profissionais que estão na fase da carreira consolidada, mas abalada por alguma crise pessoal ou externa e que têm, no **empreendedorismo**, a atitude transformadora, a questão é a seguinte: a empresa pode ter a atitude transformadora de criar um departamento específico para empreender ou destinar profissionais para um acompanhamento personalizado aos que querem e/ou precisam fazer isso. Pode ser uma espécie de "comitê de boas ideias", um espaço fixo e periódico para ouvir iniciativas dos colaboradores que, se forem viáveis, podem ser apoiadas sem medir esforços. Agora, se muitos dos profissionais que empreendem nessa fase da carreira o fazem por passar por adversidades internas ou externas, o melhor que uma empresa pode fazer é garantir o empreendedorismo, independentemente do fator crise. A instituição consegue fazer algo no sentido de não deixar seu colaborador sucumbir à adversidade? Essa adversidade resulta de algo da casa que poderia mudar para não desencadear algo ruim? Em termos de **humanização** dos relacionamentos no trabalho, a empresa pode apostar em medidas de garantia da qualidade de vida dos funcionários? O que mais ela pode fazer no sentido de apagar possíveis incêndios e, ao mesmo tempo, garantir o frescor de novas iniciativas e visões do time? São pontos importantes a se levantar, ainda mais num contexto como o de hoje, em que é completamente fora de moda trabalhar sem harmonia e paz.
- Pensando agora na atitude transformadora como mudança de postura, uma boa empresa é aquela que zela pela sanidade

mental de seus líderes — os quais usam a humanização de suas figuras como a melhor atitude, conforme já falamos. Um líder poderoso, mesmo imbuído dos melhores esforços para parecer "gente como a gente", naturalmente terá dificuldades internas e externas para não se deslumbrar e sair deslumbrando ou intimidando com seu poder. Falemos mais disso: as dificuldades externas, como o olhar dos times a seu respeito, bem como o hábito adquirido de curvar-se demais a quem manda, são fatores combatidos com um processo trabalhoso e insistente de mudar o paradigma; é preciso tempo e paciência até que os subordinados vejam você de outro modo, mais próximo... E, especialmente, não se vejam como subordinados, mas como parte de um time! Quanto à dificuldade interna, aquela que deriva da paixão do próprio líder por seu poder, essa deve ser resolvida com terapia, por exemplo. Grandes empresas já entenderam que cuidar da saúde mental de seus profissionais, em todos os níveis possíveis, é algo tão eficaz quanto o sagrado happy hour de sexta-feira! Se nem de todos podem cuidar, que o façam ao menos com as suas lideranças. Líder de cabeça boa lidera melhor – e, se liderar inspirando confiança e proximidade com as equipes, o mérito é maior!

- Sobre a mudança de postura de vendedores (lembre-se de estender o leque da palavra "vendedores") que, numa atitude transformadora, se enxergam como comunicadores: o domínio da forma de expressão e do conteúdo é fundamental. A boa empresa, a que passa a ter a atitude transformadora de ajudar esses profissionais que almejam ser mais completos, é aquela que investe em cursos de capacitação: pode ser teatro, oratória, escrita, análise de texto, como falar em público e tantos outros que venham a ajudar na expressão e na compreensão das ideias. O que não falta é oferta no mercado. Há muita gente que se comunica e pensa muito bem por aí, querendo ajudar profissionais que precisam fazer o mesmo, mas não têm a mesma sorte!

QUEM COLOCA A ENGRENAGEM PARA FUNCIONAR É O CORAÇÃO!

Por trás de tudo o que foi colocado na recapitulação, sob pretexto de mostrar a atitude transformadora das empresas, podemos obter uma certeza: uma empresa precisa olhar para seus colaboradores como seres humanos, não como números. Nenhuma instituição terá, por pura bondade, a atitude transformadora de apoiar as atitudes transformadoras de seus funcionários caso os veja apenas como algarismos.

Na verdade, algumas podem até fazer isso por quererem manter estabilidades de pessoal e ganhar mais dinheiro, mas tomam essa atitude sem humanizar as pessoas. Vai funcionar? Eu duvido. Uma empresa que souber trazer para si o melhor das atitudes empreendedoras de seus funcionários colherá os frutos junto com eles – inclusive podendo ganhar muito mais dinheiro! No entanto, é preciso lembrar que uma das coisas mais bonitas sobre qualquer atitude transformadora no mundo profissional é que, para além do que já sabemos de estratégia, planejamentos, ações, resultados, metas, dinheiro etc., **quem coloca a engrenagem para funcionar é o coração!**

19

Vamos para os clássicos lembretes importantes que encerram um livro de carreira?

Você achou que eu não colocaria os meus lembretes aqui? Clássicos são clássicos – e eu respeito muito isso! Haha!

Arrisco dizer que, em praticamente todas as palestras a que assisti até hoje nos meus anos de eventos, vi encerramentos com resumos na linha "cinco dicas finais" ou "nunca se esqueça de", seguidos de pontos motivacionais geralmente escritos no imperativo ("Faça! Ouse! Mude!") etc. Imagino que seja algo muito importante para um desfecho das apresentações, já que muita gente faz isso e, logicamente, é algo esperado por público e contratantes.

O mesmo acontece em muitos dos livros de carreira que já tive a oportunidade de ter em mãos; parece que essa amarração dos conteúdos é a "pitada final" necessária para enfatizar tudo o que já foi apresentado. Acho justo. Vamos fazer o mesmo aqui!

Tive o cuidado de fazer muitas recapitulações de conteúdos ao longo do livro. Temo até que você possa ter se cansado um pouco disso, com algum aborrecimento na linha do "eu já entendi, Cortez!". Se isso aconteceu, peço desculpas. É que eu realmente quis deixar tudo muito claro. Como eu abri muitas reflexões paralelas (apatia dos jovens, internet, etarismo, fracasso, dentre outras), fiquei preocupado de dispersar você um pouco no desenvolvimento do tema principal.

Mas, como proposta de encerramento do meu trabalho, vou enfatizar alguns pontos que precisam ficar frescos na sua mente. De modo geral, eles resumem bem tudo que me dispus a passar nas páginas deste livro. Vamos lá!

- Não se esqueça de que uma atitude transformadora sempre vem para somar. Ela deve agregar algo positivo na vida de quem a aplica e, consequentemente, na vida de quem "veste a camisa" junto (equipes, líderes, empresas). Se o que você considera atitude transformadora tiver o demérito de afastar pessoas, criar ruídos e trazer mais problemas do que soluções, alguma coisa está errada!
- A atitude transformadora tem uma característica forte e fundamental: nasce sempre de planejamentos e da total consciência dos cenários, das possibilidades de acertos e riscos, bem como da necessidade de um plano B, para caso as coisas não saiam como o esperado. Ela é produto de um processo respeitoso de atenção aos líderes, aprendizado e/ou prática em equipe e ética para com todos e a empresa.
- Ao adentrar no universo da atitude transformadora, esteja ciente de que ela vem para **desacomodar**. Pessoas em zona de conforto não se arriscam, e esse assunto não é para elas.
- A atitude transformadora usa o melhor da nossa energia, criação, comunicação, humor e amor para trazer resultados benéficos. Ela depende do **bem** para virar algo ainda melhor. Quem tentar acioná-la com trapaça, mesquinharia, roubo, sabotagem ou qualquer outra *vibe* ruim pode até chegar aonde deseja, mas a que preço? E por quanto tempo? Essas conquistas não se mantêm. Um dia a conta chega e o ônus será maior.

- Para terminar, lembre-se de que, bem como vimos, qualquer processo que leve à atitude transformadora é trabalhoso e requer dedicação, foco, tempo, persistência e paciência para a obtenção dos resultados. Não é fácil, mas, se você fizer tudo direito, vai colher os frutos e certamente será uma pessoa muito mais feliz!

É isso aí! Pense em agir e encarar aquela possibilidade ideal como uma realidade na carreira e na vida. Seja protagonista da sua história e procure a resposta ao questionamento que tantas vezes pode tirar o seu sono: "Como será se eu tentar?". Você só saberá se pagar pra ver. Fazendo toda a lição de casa corretamente, o meu palpite é que há grandes chances de dar certo! Acredite e se jogue!

20

Chegamos ao último capítulo.
É isso mesmo? Acabou?

Para mim, como autor do livro, sim, acabou. Mas não para você. Agora você tem elementos suficientes para refletir sobre tudo o que apresentei e pensar se vale a pena aplicar, na prática, à **sua** própria atitude transformadora. A pergunta, no final das contas, é: você quer assumir o protagonismo da sua vida?

Eu não sei se você me leu como empresa, líder, vendedor, entusiasta do assunto, alguém em início, desenvolvimento ou amadurecimento de carreira, não sei se você é estudante, se é alguém que apenas tem curiosidade sobre o mundo dos negócios ou, talvez, se leu tudo o que escrevi simplesmente por gostar de mim, por que não? O que eu sei é que tentei dar a minha contribuição. Eis tudo o que penso sobre o apaixonante tema da atitude.

Tratei, sim, da atitude que passa a ser transformadora se exercida de maneira correta. Abordei isso na carreira, mas, principalmente, na vida! Meus pensamentos, estudos e experiências acumuladas em 30 anos de vida profissional e pouco menos de 50 de idade estão aqui. Com toda a minha verdade e todo o meu amor.

Presumo que você tratou de ler este livro para poder aplicar alguma coisa na sua jornada de trabalho, que, tenho certeza, será linda, assim como a sua existência, com base nisso. Sim, porque quando somos mais felizes trabalhando, tudo na nossa vida melhora – e muito!

Eu não poderia encerrar meu livro sem falar de algo cada vez mais presente no mundo corporativo, e que deveria nortear nossas vidas sempre, não só nos negócios: o **propósito**.

Um propósito claro e eficiente ajudará, e muito, que você lute por seu objetivo final. Para mim, propósito é diferente de meta ou algo do gênero: você pode lutar para comprar um carro novo, juntar seu milhão, ter uma casa onde queira, etc. Mas por propósito eu entendo motivações ligadas a causas, pessoas, ideologias, identidades e, acima de tudo, amor.

Trabalhar por tanto amar sua família é um exemplo. Trabalhar porque adora o que faz e quer evoluir cada vez mais para agregar valor à sociedade é outro. E assim sucessivamente.

Qual o **seu** propósito? O que, muito além de tanta coisa ligada ao dinheiro, te motiva a sair da cama todos os dias e passar tanto tempo trabalhando? Faça esse exercício de reflexão e tenha um estímulo a mais para seguir na sua incessante busca por crescimento e transformação!

Esta obra acaba aqui para que outra ainda mais importante continue: a sua, na desafiadora e apaixonante jornada profissional que você também viverá ou já está vivendo.

Terei a honra de um dia saber se ajudei você de alguma maneira com tudo que redigi? Espero que sim! A carreira é longa e o mundo não é tão grande quanto parece, ainda mais com as novas conexões que a tecnologia nos permite ter. Alguma hora a gente se tromba por aí e ficarei feliz de ouvir o seu feedback. Se ele for precedido por um abraço, melhor ainda!

Boa sorte e até esse dia…

Rafael Cortez, outono de 2023.